健康ライブラリー　イラスト版

新版

潰瘍性大腸炎・クローン病がよくわかる本

東京医科歯科大学 学術顧問・副学長
渡辺　守 監修

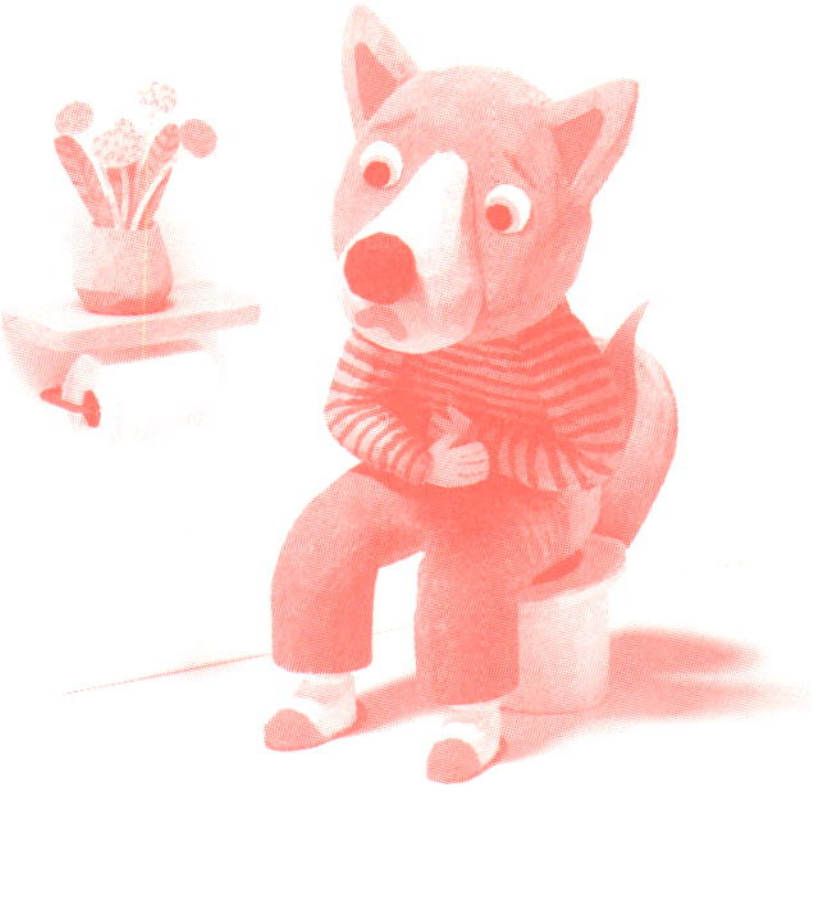

講談社

まえがき

下痢や腹痛など、おなかの症状はだれもが経験したことのある身近な症状といえます。実際、数日で落ち着くようなら、あまり心配はいりません。「そういうときもある」という話で終わります。しかし、急に始まった下痢や腹痛がなかなか治らなかったり、いつもなんとなくおなかが痛く、やせすぎが気になっていたりするようなら、「腸の病気」が隠れていないか、しっかり調べておく必要があります。

腸の病気は、年々増加を続けています。本書で取り上げる潰瘍《かいよう》性大腸炎やクローン病も例外ではありません。インターネットでこれらの病名を検索すると、「難病」という言葉がセットになっていたり、つらそうな闘病談が出てきたりします。「これはたいへんだ！」と、不安になるのも無理はありません。

ただ、数多くの患者さんをみている医師の目から見れば、いずれもコントロールは十分に可能な病気です。実際、たいていの患者さんは、最小限の薬で無理なく症状を抑えながら、ごく普通の生活を送っていらっしゃいます。むやみにおそれる必要はないということを、まずはお伝えしておきたいと思います。

一方で、簡単に「治る」とはいえない病気であることもまた事実です。要するに、潰瘍性大腸炎やクローン病は、「治りはしないがコントロールできる」病気なのです。

近年は、副作用の少ない薬や、従来の薬では改善しにくかった難治性の患者さんにも効果が期待できる新薬などが続々と登場し、薬物療法が大きく進化しています。そこで、二〇一六年に発行した『潰瘍性大腸炎・クローン病がよくわかる本』の内容を見直し、新版として本書を刊行することとなりました。

病状をコントロールしていくためには、自分の病気のことや薬の特徴などを理解し、適切な治療を続けていくことが必要です。それさえできれば、病気にとらわれることなく、まったく普通の生活・食事をしていけるでしょう。本書がそのための一助となることを願っています。

東京医科歯科大学　学術顧問・副学長
渡辺 守

新版 潰瘍性大腸炎・クローン病がよくわかる本

もくじ

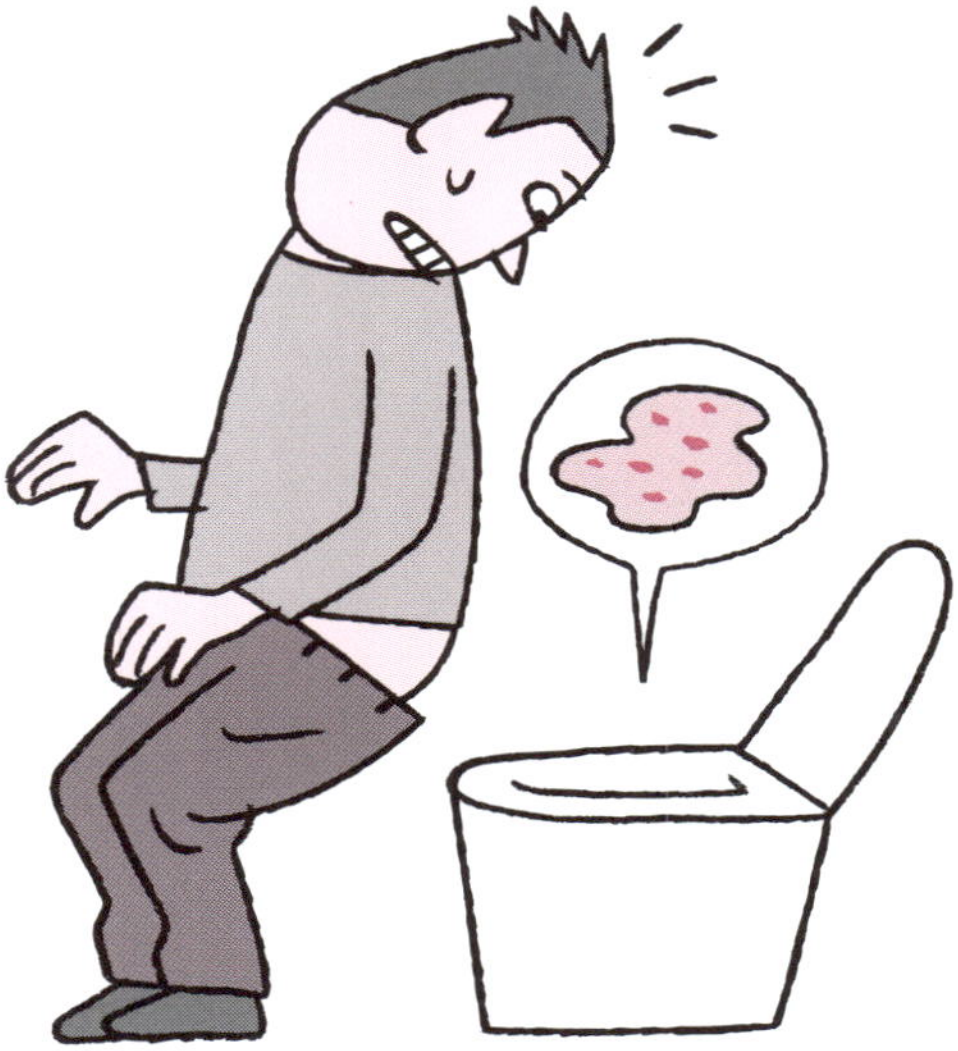

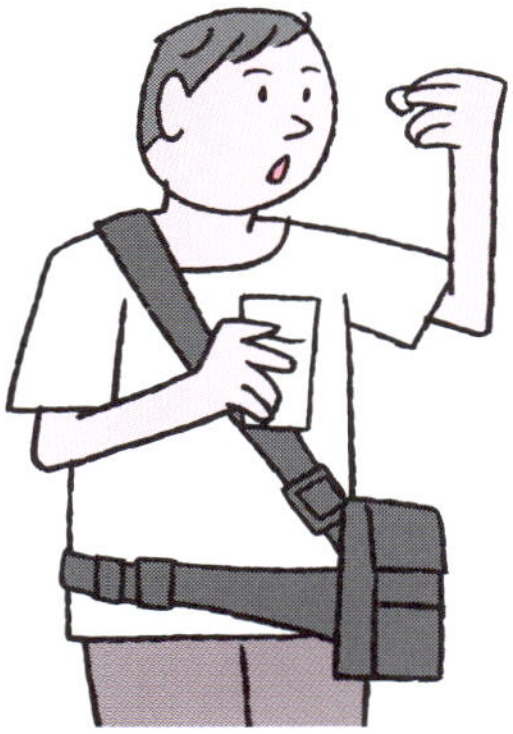

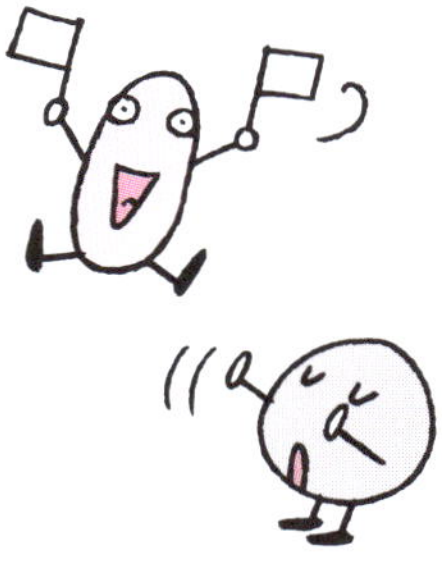

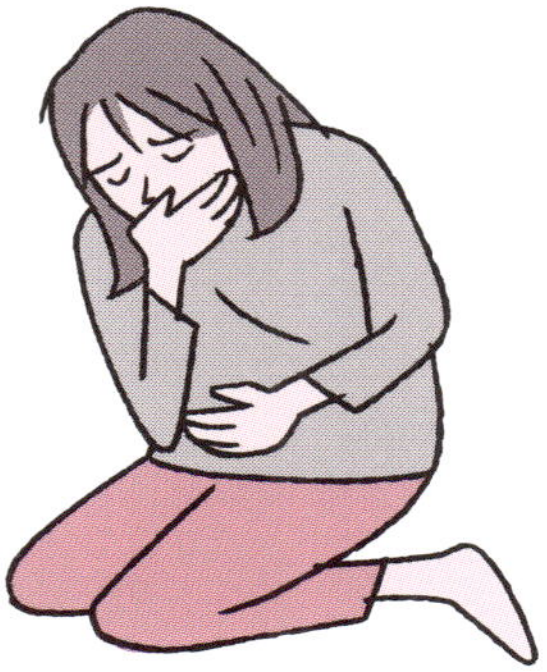

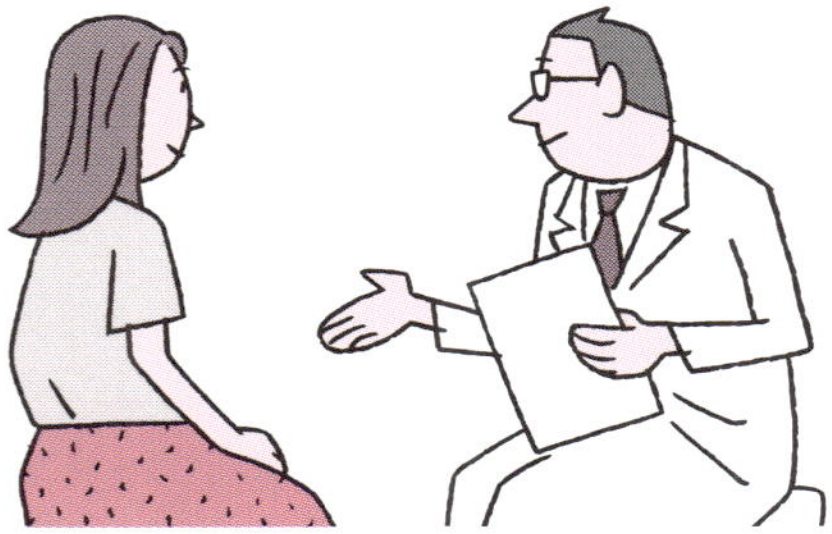

潰瘍性大腸炎・クローン病に対するイメージは誤解だらけ

不安でいっぱいのあなたへ

潰瘍性大腸炎やクローン病の患者さんは、「つらそう」「たいへんそう」と思われがちですが、実際にはごく普通の生活を送っている人が大半です。

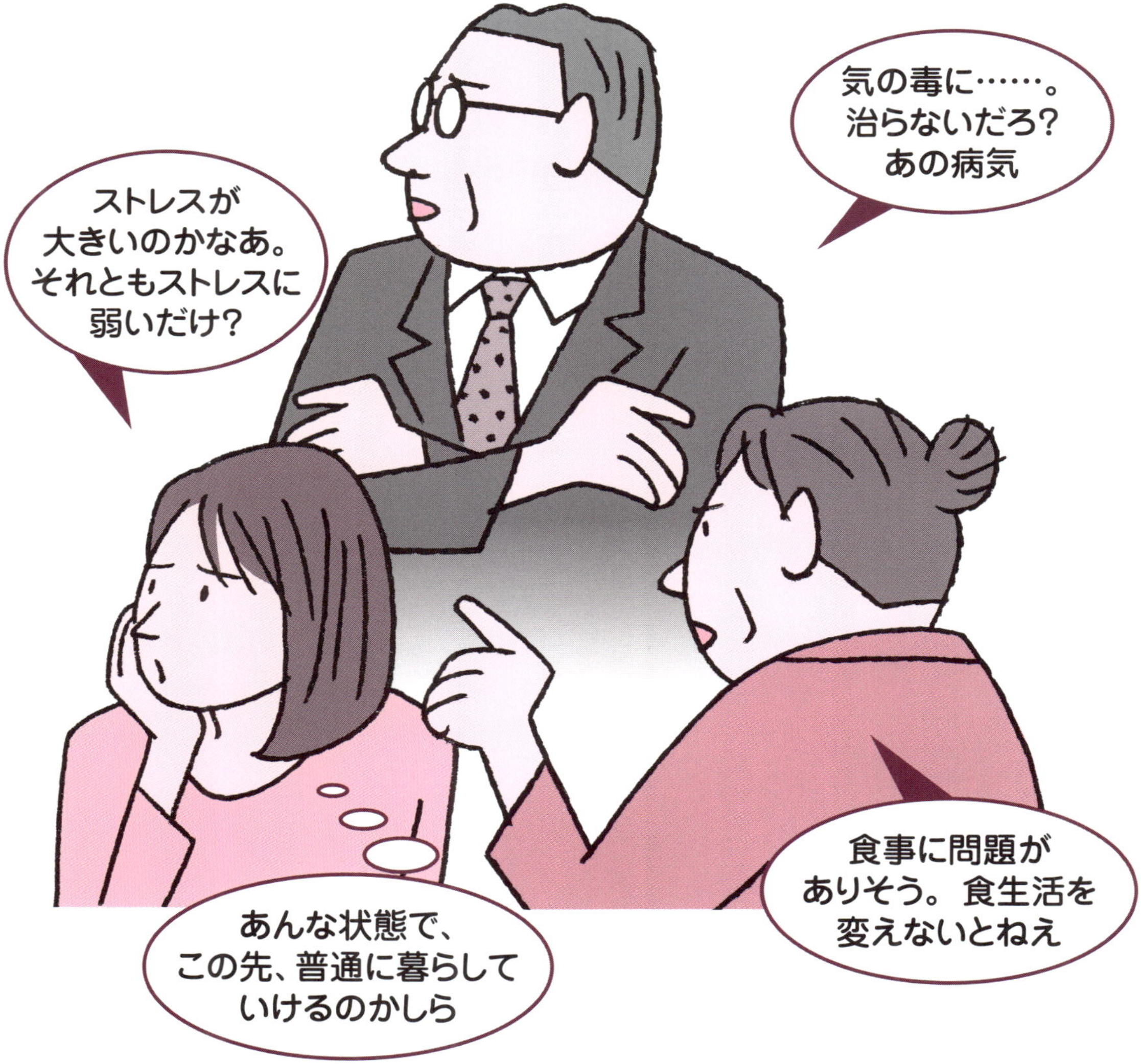
気の毒に……。治らないだろ？あの病気
ストレスが大きいのかなあ。それともストレスに弱いだけ？
食事に問題がありそう。食生活を変えないとねえ
あんな状態で、この先、普通に暮らしていけるのかしら

病名を見聞きしたことはあっても、どんな病気かを正しく理解している人は少ないもの。まわりの人はもちろん患者さん自身も、かたよったイメージにとらわれがちです。

しかし、実際には生活に大きな支障をきたすことなく、暮らしていける人が大半です。

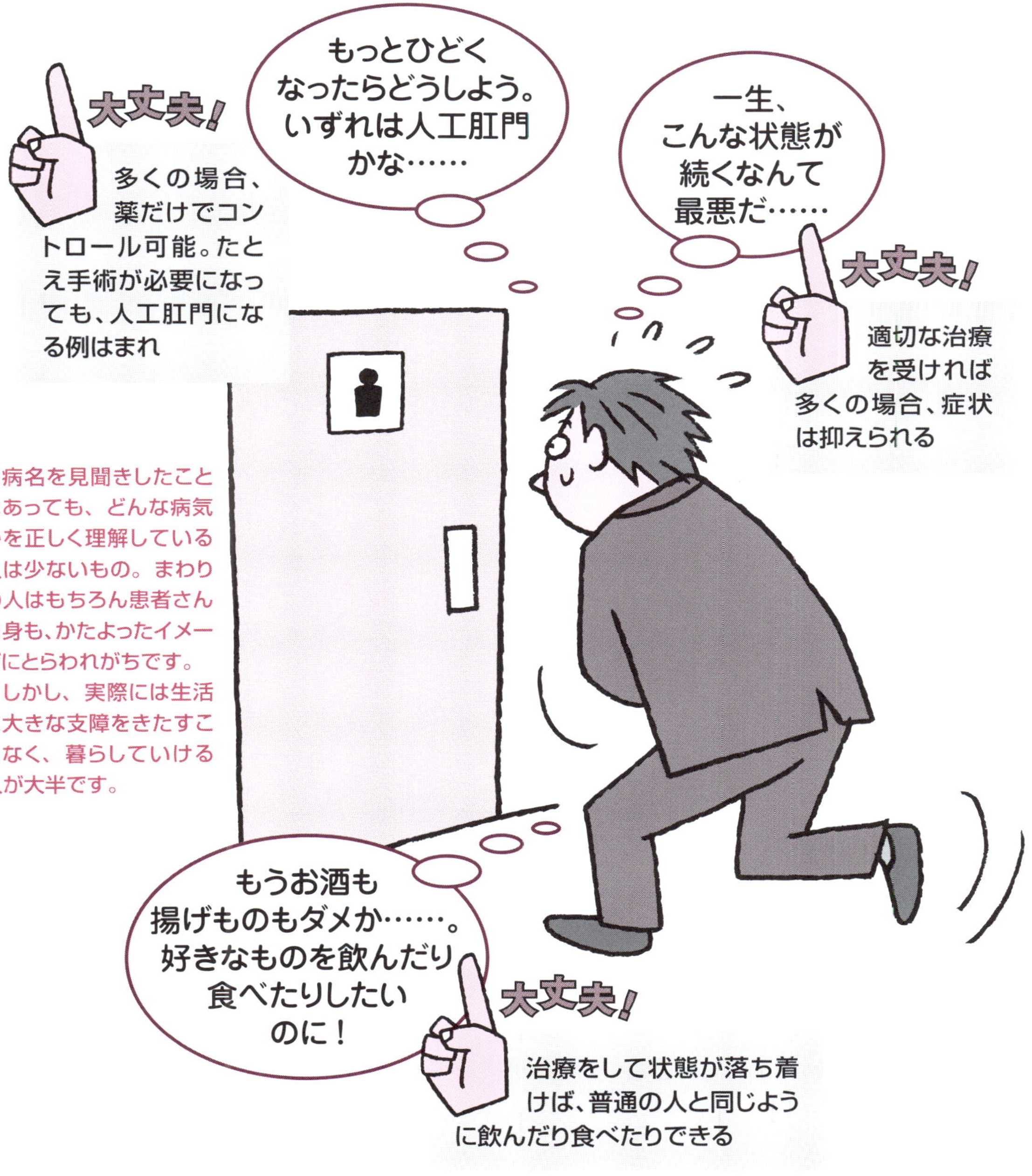

もっとひどくなったらどうしよう。いずれは人工肛門かな……

大丈夫!

多くの場合、薬だけでコントロール可能。たとえ手術が必要になっても、人工肛門になる例はまれ
一生、こんな状態が続くなんて最悪だ……

大丈夫!

適切な治療を受ければ多くの場合、症状は抑えられる
もうお酒も揚げものもダメか……。好きなものを飲んだり食べたりしたいのに!

大丈夫!

治療をして状態が落ち着けば、普通の人と同じように飲んだり食べたりできる

大丈夫! きちんと治療すれば普通に暮らせる

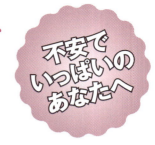

不安でいっぱいのあなたへ

潰瘍性大腸炎やクローン病にかかった人が普通の生活を送るために必要なのは、正しい知識で治療に臨むこと。それができれば、決して怖い病気ではありません。

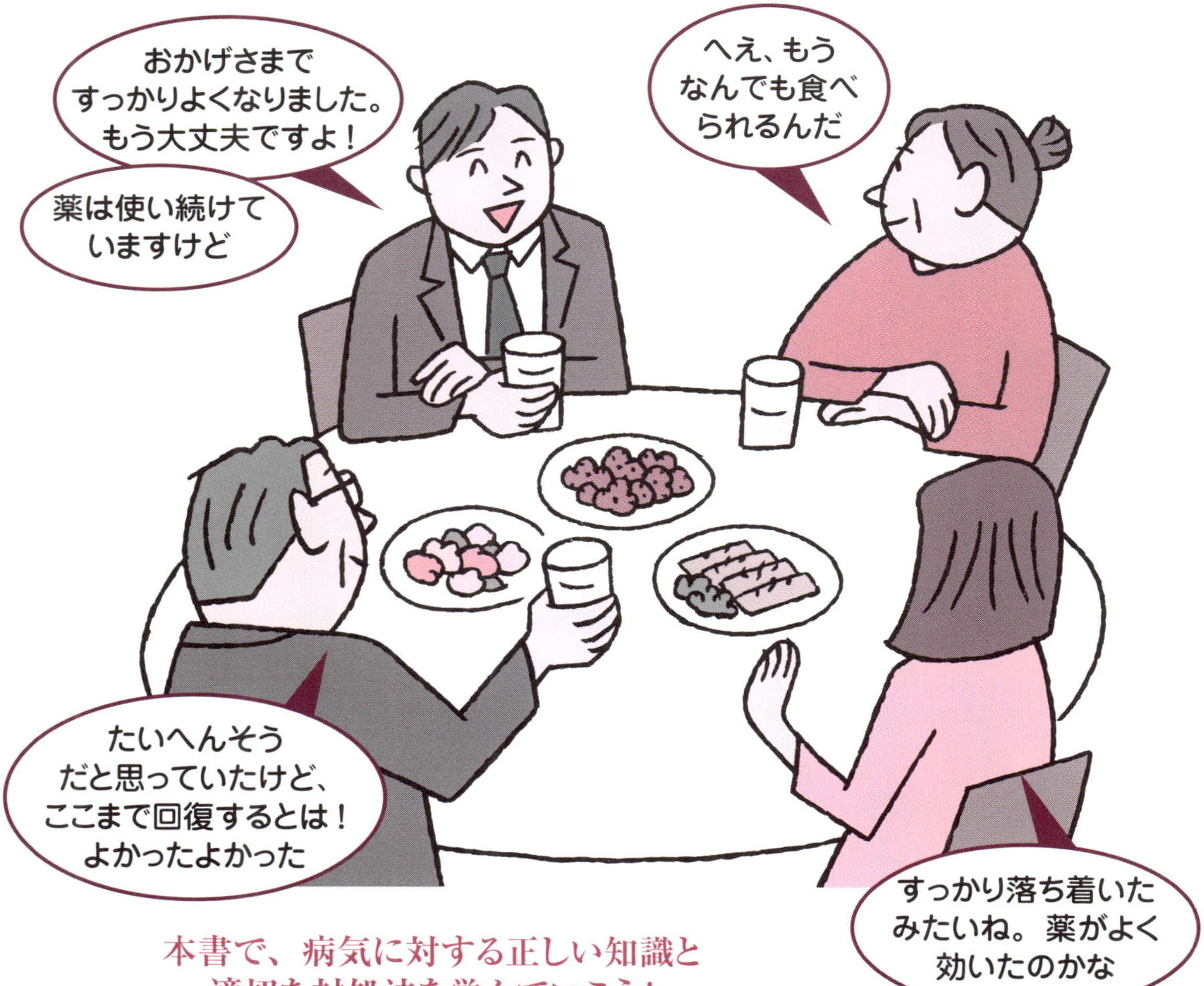

おかげさまですっかりよくなりました。もう大丈夫ですよ！
薬は使い続けていますけど
へえ、もうなんでも食べられるんだ
たいへんそうだと思っていたけど、ここまで回復するとは！よかったよかった
すっかり落ち着いたみたいね。薬がよく効いたのかな

本書で、病気に対する正しい知識と適切な対処法を学んでいこう！

1
正しい診断を受けよう

現代人は、おなかの不調をかかえがち。
下痢や腹痛をくり返すようなら、様子をみるだけでなく、
腸の状態を調べる検査を受けておきましょう。
潰瘍性大腸炎やクローン病だとしたら、
早めの手当てが肝心です。

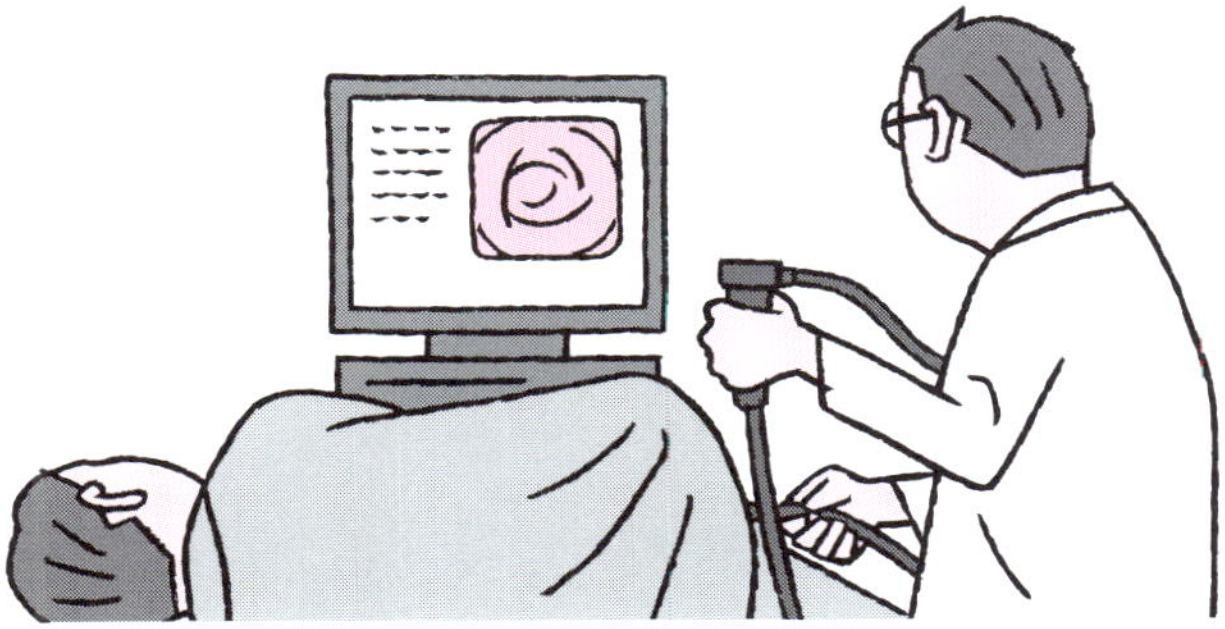

実態

増える腸の病気。潰瘍性大腸炎やクローン病も急増

大腸がんをはじめ、腸の病気にかかる人が増えています。潰瘍性大腸炎やクローン病の患者数は、ここ三〇年間で一〇倍以上に。現代の生活は腸には負担が大きいようです。

腸は繊細で複雑。病気の現れ方はいろいろ

近年、腸の病気が増えている背景には、生活スタイルの変化があると考えられています。

第2章で詳しくお話ししますが、腸は飲食物の消化・吸収・排泄にかかわるだけでなく、複雑な機能をもつ特別な臓器であることがわかってきています。繊細で複雑な性質をもつだけに、不規則でかたよりのある食生活や、運動不足、ストレスの多さなどは、腸に大きな負担をかけてしまう危険性があります。

ただ、共通する背景はあっても、病気としての現れ方はいろいろです。まずは病気の存在に早く気づくこと、そのうえで適切な治療を始めることが大切です。

腸の病気は3タイプに分けられる

腸の病気は、機能性のもの、炎症性のもの、腫瘍《しゅよう》によるものの３つに分けられます。潰瘍性大腸炎やクローン病は、炎症性の病気です。

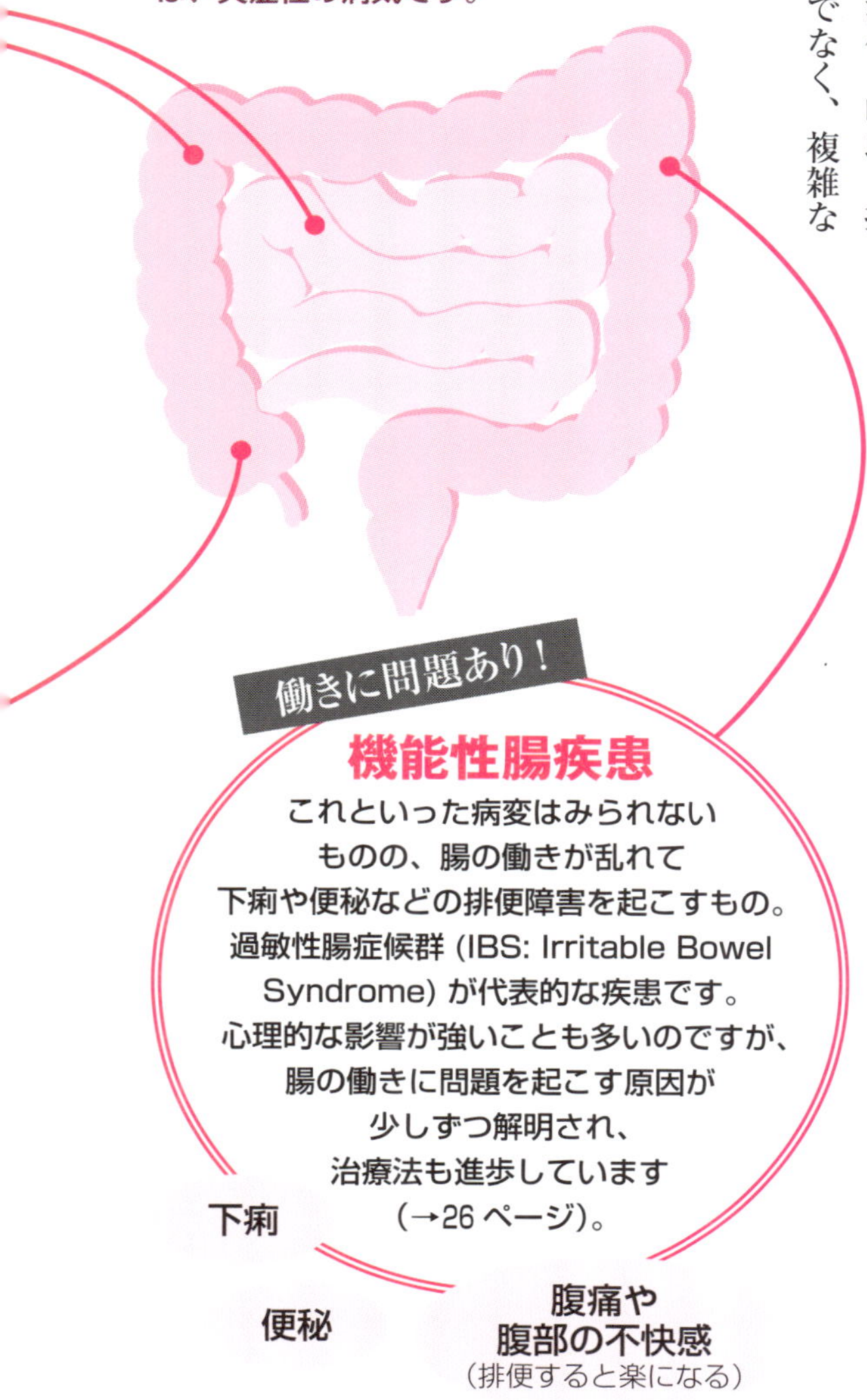
働きに問題あり！
機能性腸疾患
これといった病変はみられないものの、腸の働きが乱れて下痢や便秘などの排便障害を起こすもの。過敏性腸症候群（IBS: Irritable Bowel Syndrome）が代表的な疾患です。心理的な影響が強いことも多いのですが、腸の働きに問題を起こす原因が少しずつ解明され、治療法も進歩しています（→26ページ）。
下痢
便秘
腹痛や腹部の不快感
（排便すると楽になる）

原因がはっきりしない IBDが増えている

炎症性腸疾患は、炎症が起きる原因によって大きく2つに分けられます。潰瘍性大腸炎やクローン病は、原因不明の炎症性腸疾患です。

- 炎症性腸疾患（IBD）
  - 特異的（原因が明らか）
    - **感染性腸炎**：ウイルスや細菌による腸炎
    - **薬物性腸炎**：抗生物質や痛み止めなどによるもの
    - **その他**：虚血性大腸炎、放射線性腸炎など
  - 非特異的（原因不明）
    - **潰瘍性大腸炎**
    - **クローン病**
    - **その他**：腸管ベーチェット病など

▼潰瘍性大腸炎・クローン病の患者数※の推移

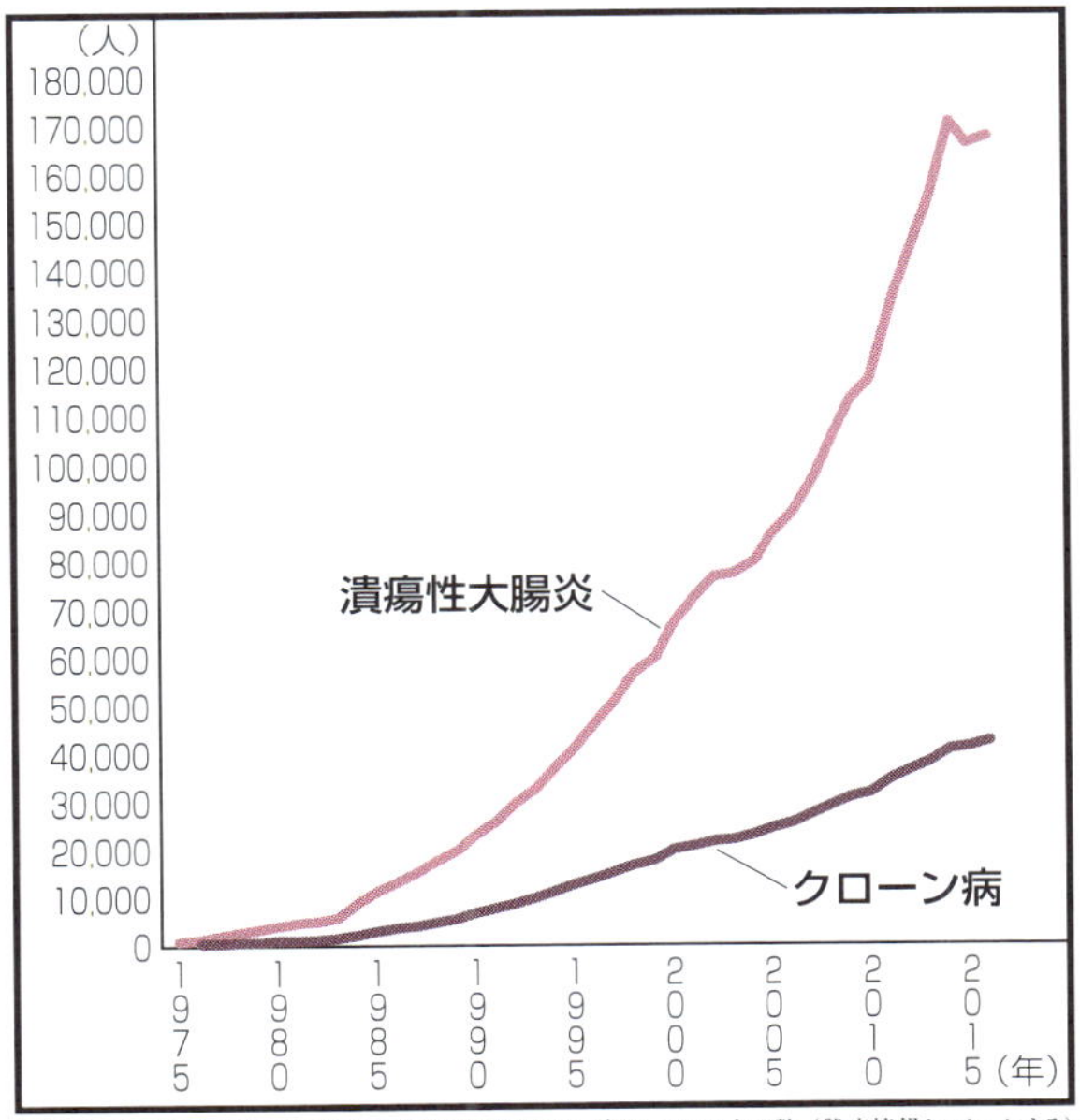

※難病医療費助成制度により医療受給者証を交付され、受給している人の数（難病情報センターによる）

傷つき、ただれてしまう

炎症性腸疾患（IBD: Inflammatory Bowel Disease）

腸の粘膜に炎症が生じ、そのために腸が正常に働かなくなるタイプ。感染性腸炎などの一時的なものだけでなく、原因がはっきりしないまま炎症がなかなかおさまらない病気もあります。後者の代表が、潰瘍性大腸炎やクローン病です。

下痢

腹痛

血便

「できもの」が現れる

腫瘍性腸疾患

大腸がん、大腸ポリープがこれにあたります。大腸ポリープの大半は良性のものですが、なかにはがん化していくものもあります。できものが小さなうちはなんの症状もありません。早期発見・早期治療には定期的な検査が必要です。

早期では肉眼ではわからないくらいの微量の出血（便潜血《べんせんけつ》）

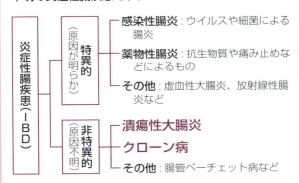

症状

くり返す下痢、腹痛、血便は異変を告げるサイン

排便の異常や腹痛などはしばしば起きる身近な症状ですが、長引くようなら要注意。自然に任せていては治らない腸の病気が潜んでいるかもしれません。

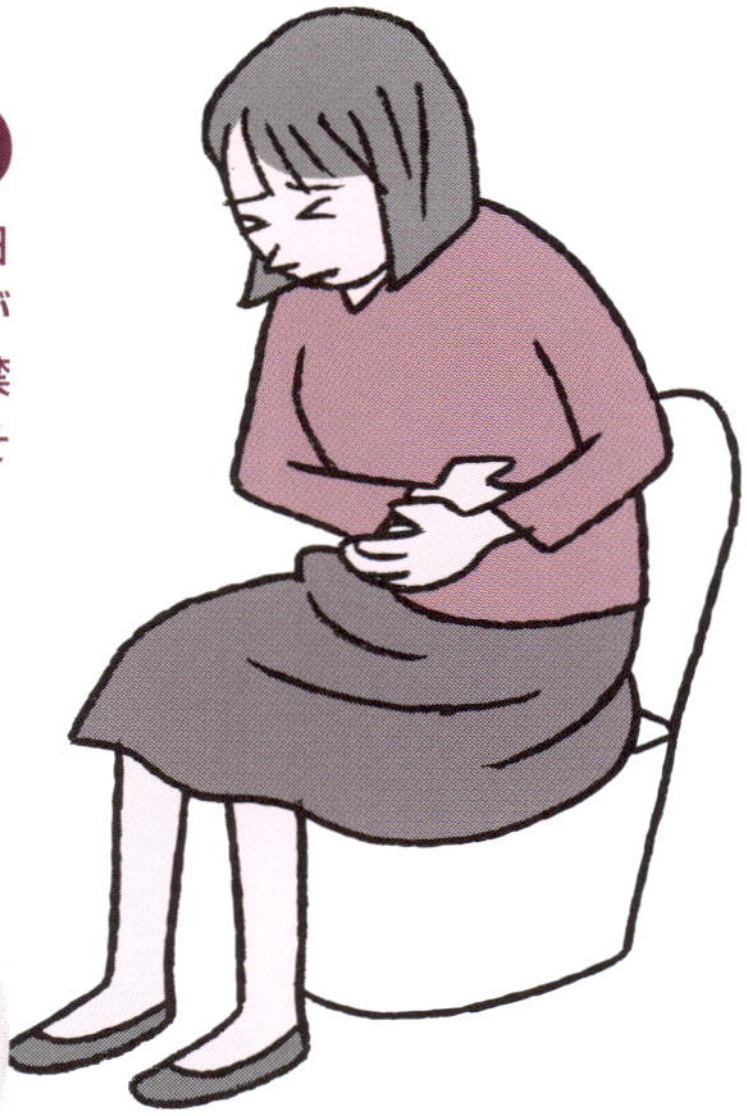

がまんしちゃダメ！　この症状

感染性腸炎などで生じる下痢や腹痛は、数日間でおさまるのが普通です。おなかの不調が1ヵ月以上続いているようなら、がまんは禁物。整腸剤や市販の下痢止めなどでやり過ごそうとせず、医療機関で相談してください。

下痢のくり返し

□1日に何回も排便があり、ゆるい便、形のない便が出続ける

□いったんよくなっても、しばらくするとまた下痢が続く

腹痛

□排便前だけでなく、排便したあとも痛みが消えない

□特定の箇所が強く痛む

長引くようなら原因の究明が必要

下痢や腹痛は身近な症状だけに、「しばらく様子をみていれば治るはず」と思われがちです。実際、感染性腸炎などの場合、病原体が便とともに排泄されてしまえば、症状も落ち着いてきます。

しかし、何日たってもおさまらなかったり、よくなったかと思っても、そのうちまた同じような症状が出てきたりするようなら、原因を調べておきましょう。

症状のもとに潰瘍性大腸炎やクローン病がある場合、適切な治療を受けないかぎり、長い間、つらい症状に苦しむことになりかねません。

長引けばさらにつらい症状が起きてくる

おなかやおしりの症状が長引くうちに、全身にも症状が現れることがあります。

発熱

炎症がひどくなると熱が出やすくなる

貧血

出血が続くと起こりやすい

体重減少

食事量の減少、消化・吸収不良が続くとやせてしまう。子どもの場合、背が伸びないなどの成長障害が起きることも

関節痛、皮膚症状など、腸の異変とは無関係に思える症状が起きてくることも（→39ページ）

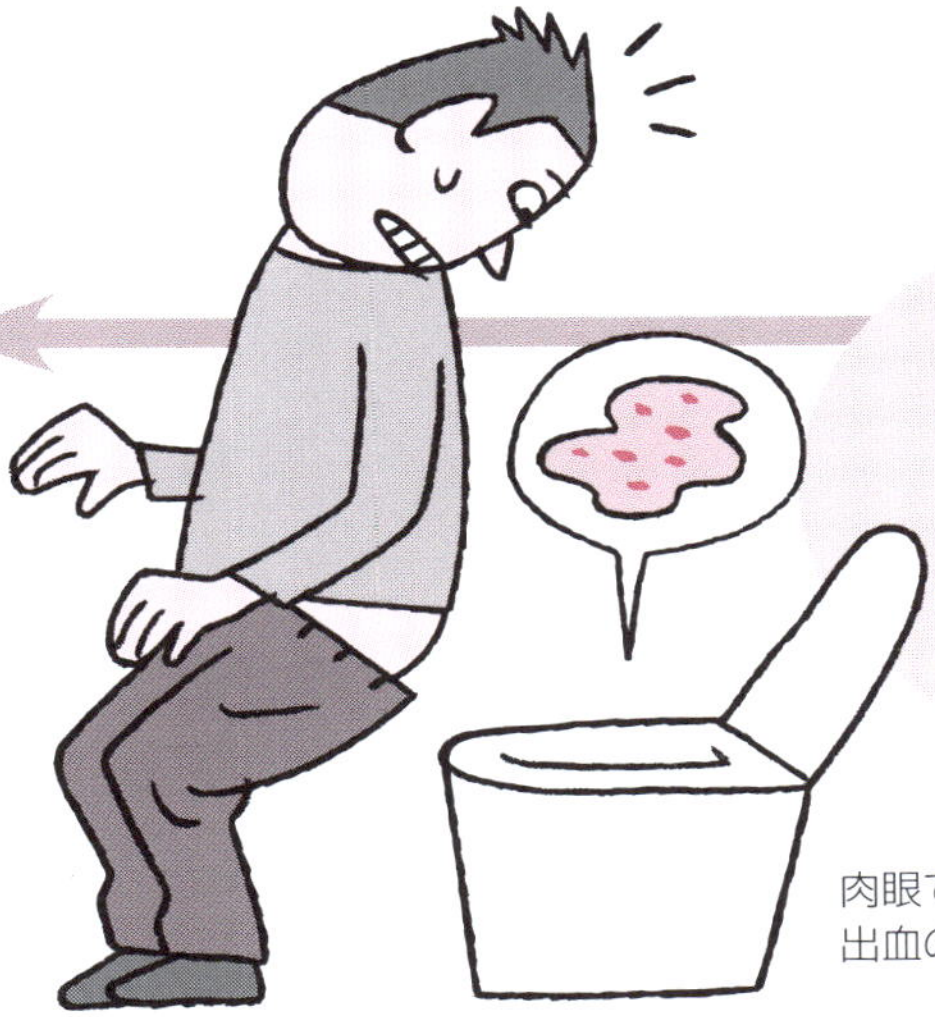

血便・粘血便

□便に赤い血液が付着している
□血の混じったネバネバした粘液が出てくる

肉眼ではわからない少量の出血の場合もある

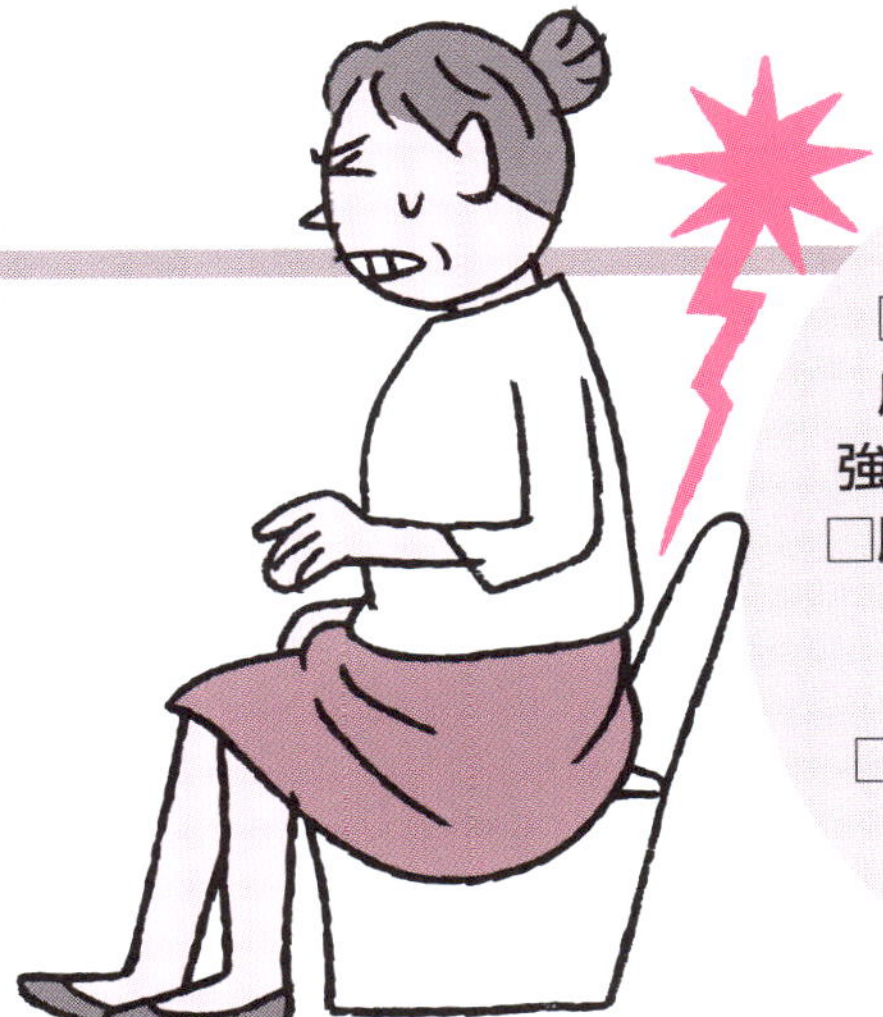

肛門の症状

□排便時にピリッと皮膚が裂けるような強い痛みがある（裂肛《れっこう》）
□肛門のまわりが腫れて熱をもっている（肛門周囲膿瘍《こうもんしゅういのうよう》）
□肛門近くの皮膚から膿《うみ》が出ている（痔《じ》ろう）

肛門だけの問題ではなく、クローン病に伴う症状であることも

検査・診断

長引く症状は原因を確かめておく

下痢や腹痛などが続くようなら、その原因を確かめておきましょう。症状の現れ方から潰瘍性大腸炎やクローン病が強く疑われる場合でも、正しい診断には各種の検査が必要です。

症状
（→12ページ）

受診

問診・診察

具体的な症状や、症状が始まった時期、常用している薬や生活の様子などを伝える

各種の検査で原因を探る

下痢や腹痛などの症状は、潰瘍性大腸炎やクローン病に特有の症状というわけではありません。内視鏡検査を含めた各種の検査を受けておきましょう。

内視鏡検査を受けられる医療機関へ

まずはかかりつけの医師に相談してみましょう。ただ、潰瘍性大腸炎やクローン病の疑いがあれば内視鏡検査は必須です。必要に応じて、内視鏡検査の実施が可能な医療機関、あるいは潰瘍性大腸炎やクローン病を専門とする医療機関に紹介してもらいましょう。

かかりつけのクリニック

内視鏡検査をおこなっている医療機関

潰瘍性大腸炎・クローン病を専門とする医療機関

炎症性腸疾患センター（外来）、IBDセンター（外来）など名称はさまざま。大学病院や総合病院に併設されていることが多い

適切に対応するために正確な診断を受ける

潰瘍性大腸炎やクローン病かどうか、症状だけで診断は下せません。ほかに原因はないか、粘膜はどのような状態かなどを調べ、総合的に判断する必要があります。

原因が違えば対応のしかたも異なりますので、正確な診断を受けることが大切です。

血液検査でわかること

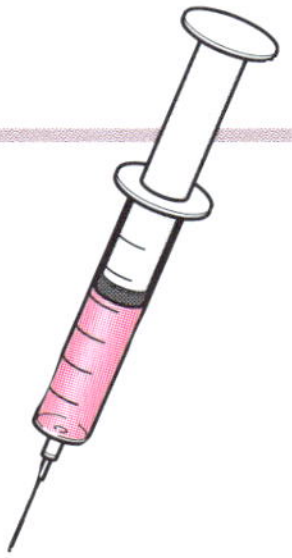

血液検査は診断の参考とされるほか、治療が始まってからも、病状や薬の副作用の現れ方などをみるために定期的に実施されます。

炎症の有無や程度

CRP、白血球数、血小板数、血沈などで確認。基準範囲を超えていれば、体のどこかに炎症が起きている可能性が高い

貧血の有無や程度

赤血球数や、ヘモグロビン濃度で確認。基準範囲を下回っている場合は貧血

栄養状態

総たんぱく値（TP）、アルブミン（ALB）、総コレステロール（TC）などで確認。数値が低すぎる場合は栄養不良が疑われる

副作用・全身状態

肝機能（AST、ALT、ALP、γ-GTP など）、腎機能（BUN、クレアチニンなど）、アミラーゼなどで確認する

便の培養検査

便を採り、便中の細菌について調べる

＋

血液検査

炎症や貧血の有無や程度、全身の状態などを確かめる

＋

内視鏡検査

腸の粘膜にどんな変化がみられるかを映像で確認する

＋

必要に応じて消化管造影検査、CT/MRI 検査などをおこなうことも

診断

各種の検査結果を総合的に判断する

内視鏡検査で腸の中までしっかりチェック

潰瘍性大腸炎やクローン病の診断に欠かせないのが内視鏡検査です。小さなカメラを通じて、消化管の内側の様子を観察。病変の有無や状態を確認していきます。

部位に応じて方法は異なる

内視鏡は、先端に小さなカメラのついた細くやわらかな管。肛門から挿入するか、口から入れるかは観察したい部位によって異なります。

大腸内視鏡検査

大腸粘膜の様子を観察し、病変の有無や程度を確認します。内視鏡の先端につけた鉗子《かんし》で粘膜組織の一部を採取し、病理検査に用いることもあります。

▼検査の手順

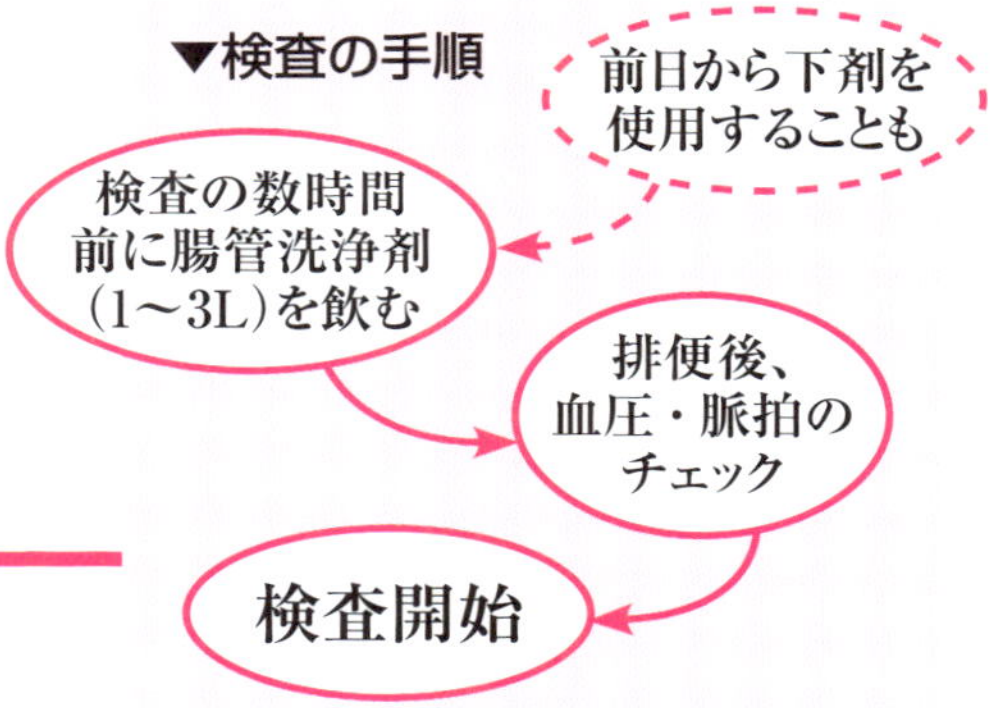
前日から下剤を使用することも
検査の数時間前に腸管洗浄剤（1～3L）を飲む
排便後、血圧・脈拍のチェック
検査開始

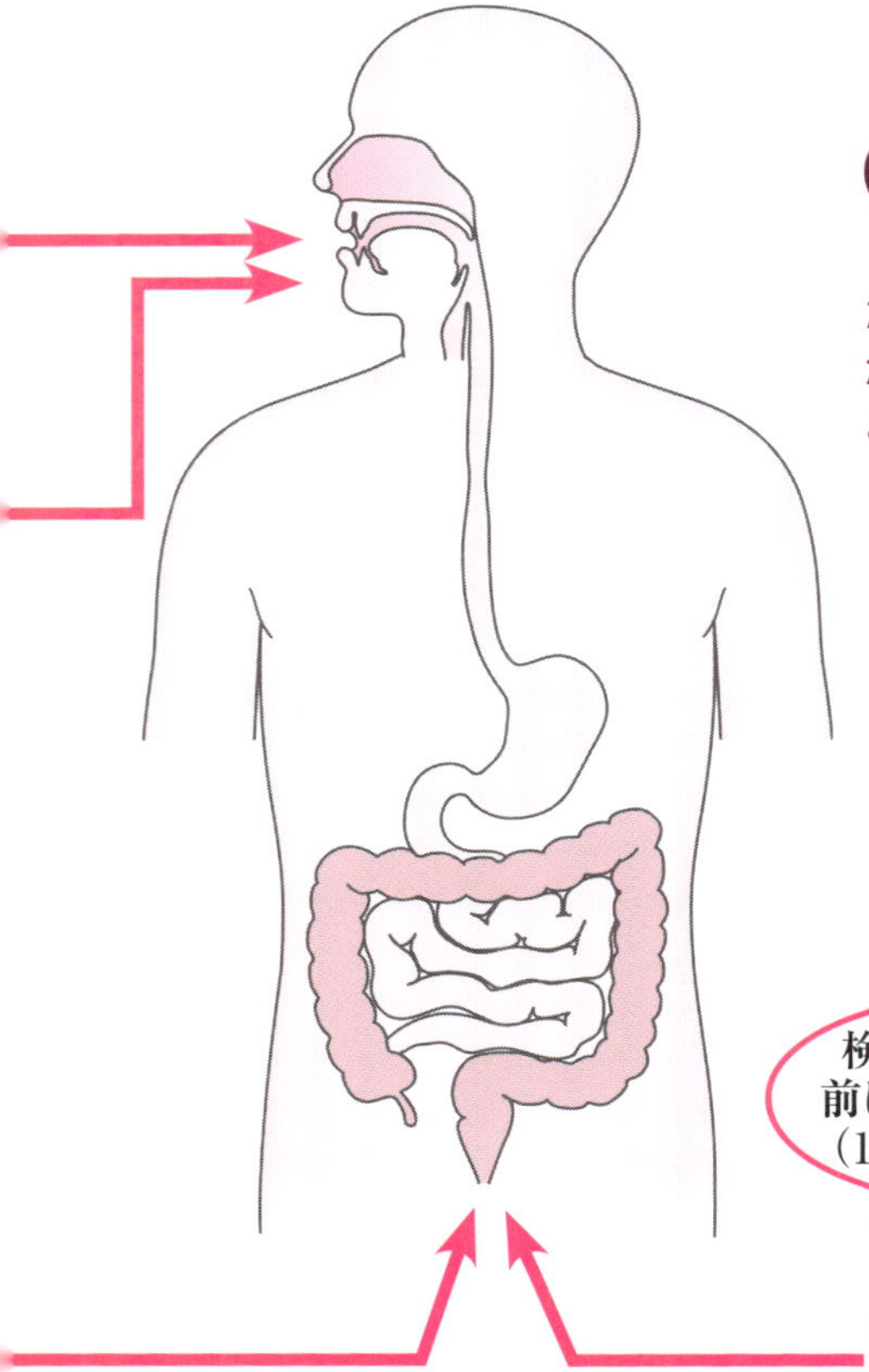

大腸や、大腸に近い部分の小腸を観察する場合には、肛門から内視鏡を挿入する

注腸造影検査より内視鏡検査を

潰瘍性大腸炎が疑われる場合には、必ず大腸内視鏡検査を受けておきます。以前は肛門から造影剤を注入し、X線撮影をする注腸造影検査がよくおこなわれていましたが、内視鏡検査を受けられれば重ねて実施する必要はありません。

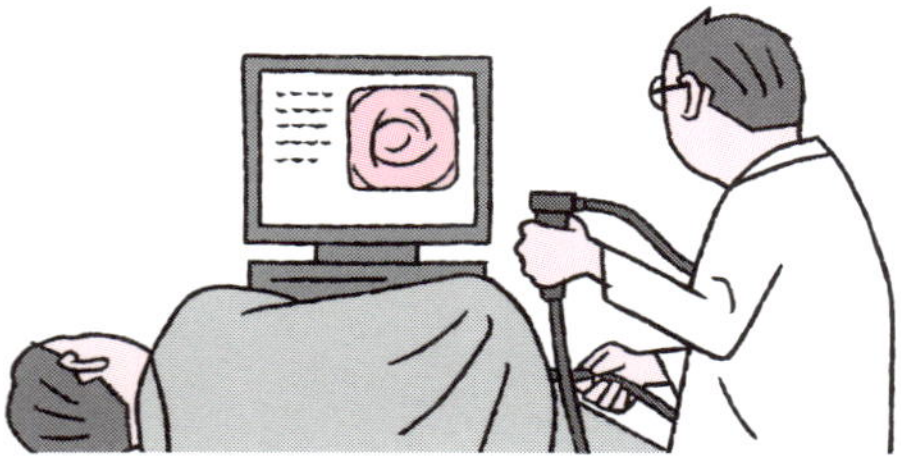

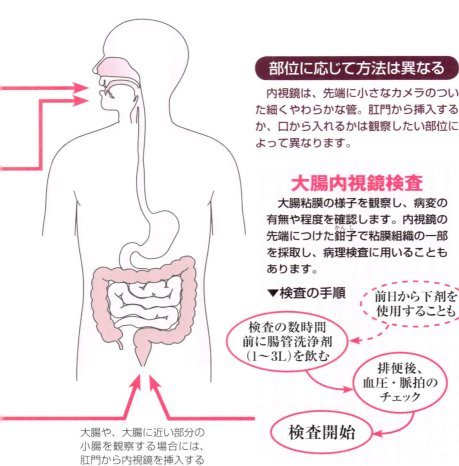

15～30分ほどで終了。挿入時の不快感をやわらげるために麻酔薬を使うこともある

小さなカプセルを飲むだけでよい方法も

いくら細い管とはいえ、内視鏡検査は「楽に受けられる」とはいいがたいもの。負担の少ない「カプセル内視鏡検査」も実用化されています。

ただし、観察したいポイントが撮影できるとはかぎらず、内視鏡と違って組織の採取もできません。腸の内腔《ないくう》が狭くなっていると、カプセルが引っかかって出てこなくなってしまうおそれもあるため、必ずしもすべての患者さんが受けられるわけではありません。

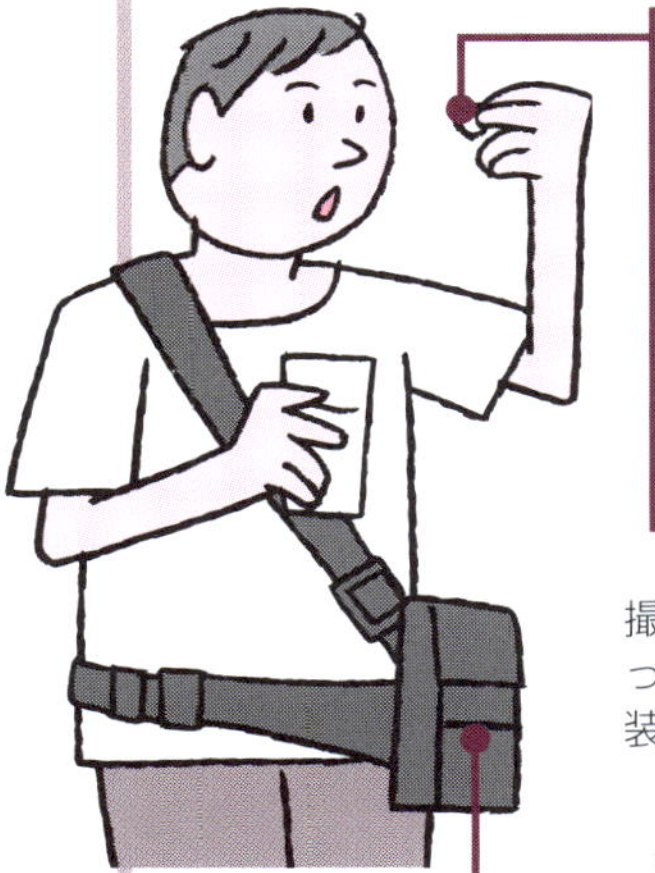

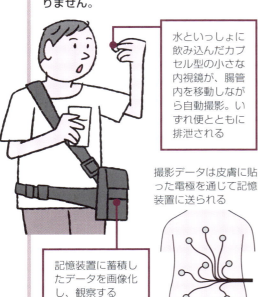

水といっしょに飲み込んだカプセル型の小さな内視鏡が、腸管内を移動しながら自動撮影。いずれ便とともに排泄される

撮影データは皮膚に貼った電極を通じて記憶装置に送られる

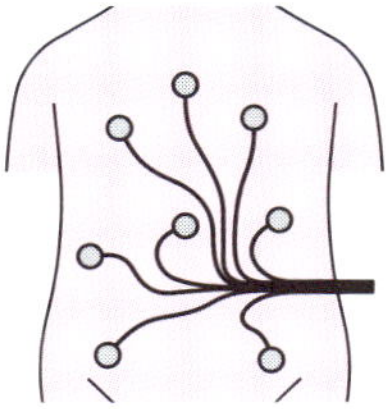

記憶装置に蓄積したデータを画像化し、観察する

上部消化管内視鏡検査

クローン病は大腸だけでなく消化管全体に病変をつくるおそれがあるため、口から内視鏡を入れ、食道や胃、十二指腸の状態を確認することもあります。

口から挿入する場合には前日の夕食後から絶食。検査時には鎮痛薬・鎮静薬などを投与されることもある

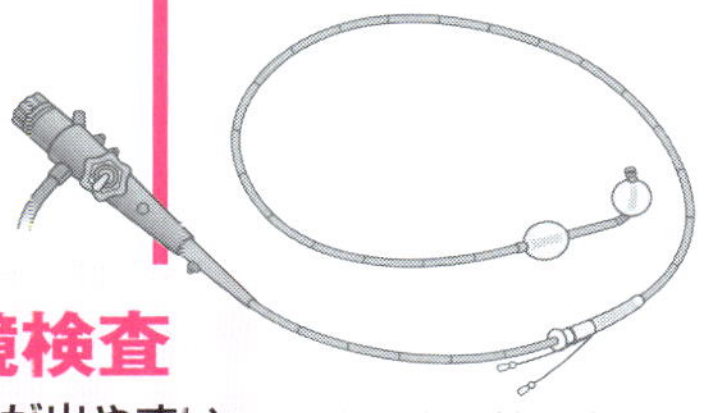

小腸内視鏡。小腸の上部を観察するときは口から、大腸に近い下部を観察する場合には肛門から挿入する

小腸内視鏡検査

クローン病の病変が出やすい小腸内を観察するためには、先端にバルーンのついた特殊な内視鏡を使います。バルーンで小腸をたぐりよせながら内視鏡を進めることで、ぐねぐねと曲がりくねった小腸の内側も観察できるようになりました。

クローン病にはMRI検査も有用

クローン病の疑いがある場合には、大腸だけでなく小腸を含めた消化管全体のチェックが必要です。内視鏡検査とあわせてCT検査やMRI検査をおこなうこともあります。

大腸内視鏡検査前に服用する腸管洗浄剤が小腸にたまった状態でMRI検査をおこなえば、小腸から大腸まで一度に状態の確認ができ、患者さんの負担も少なくなります。

大腸粘膜に炎症が起きる。程度や範囲はさまざま

潰瘍性大腸炎はその名のとおり大腸の粘膜に炎症が起き、広がっていく病気です。ただし、炎症の程度や範囲はさまざまで、適切に対応していけば重症化は防げることが大半です。

▼粘膜の状態

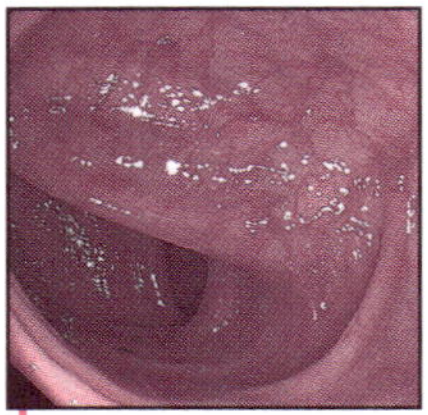

正常な大腸粘膜

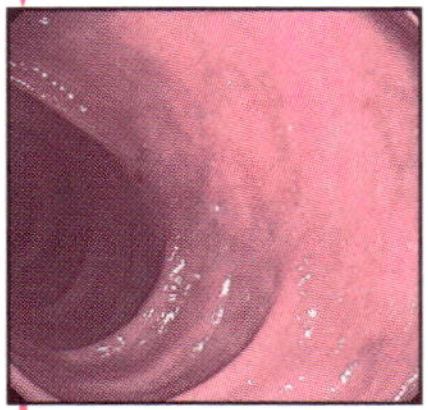

軽度の炎症

粘膜がむくみ、血管が透けて見えない。赤くなったり、白っぽい膜で覆われたびらん（アフタ）が現れたりすることも

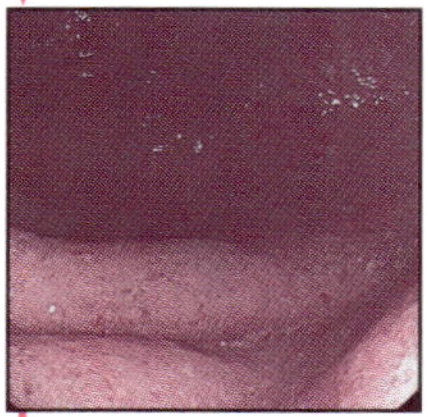

中等度の炎症

びらんや小さな潰瘍があり、出血しやすい。膿のような分泌物が付着していることも

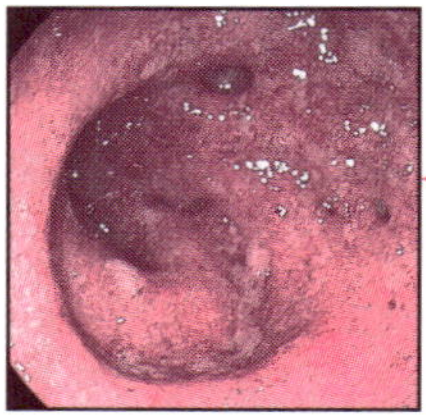

重度の炎症

潰瘍が広い範囲にわたり、血がにじんだ様子もみられる

出口から奥へと炎症が広がる

潰瘍性大腸炎は肛門に近い直腸から始まり、徐々に大腸全体へと広がっていくのが一般的です。

炎症の広がる範囲によって主に3つのタイプに分けられる

（→46ページ）

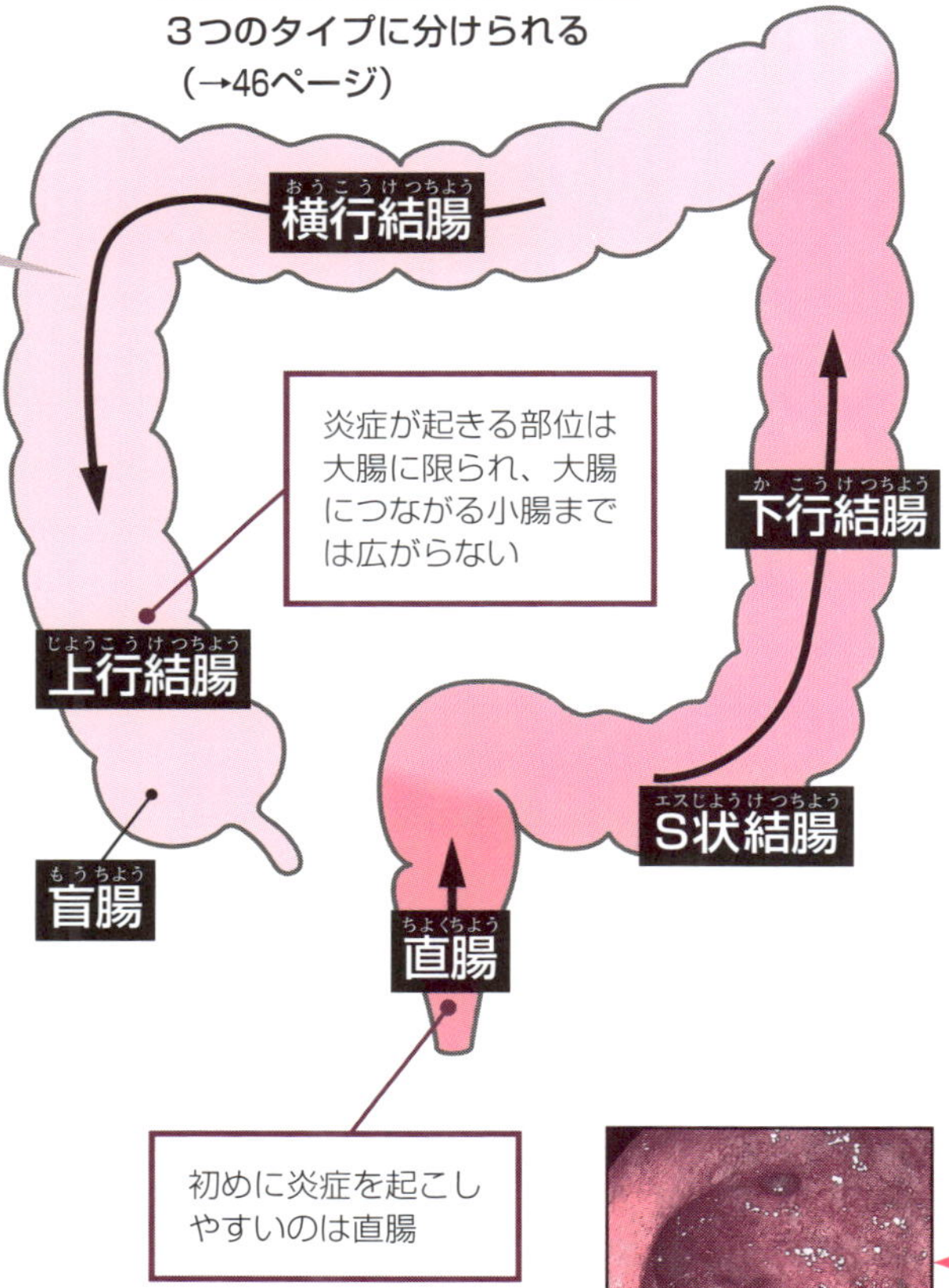
横行結腸《おうこうけっちょう》
炎症が起きる部位は大腸に限られ、大腸につながる小腸までは広がらない
下行結腸《かこうけっちょう》
上行結腸《じょうこうけっちょう》
S状結腸《エスじょうけっちょう》
盲腸《もうちょう》
直腸《ちょくちょう》
初めに炎症を起こしやすいのは直腸

老若男女を問わずに発症する

潰瘍性大腸炎が発症する年齢は 20 ～ 30 歳代が最多です。しかし、若い人に特有の病気というわけでもありません。中高年になってからかかる人もいます。

▼潰瘍性大腸炎の推定発症年齢

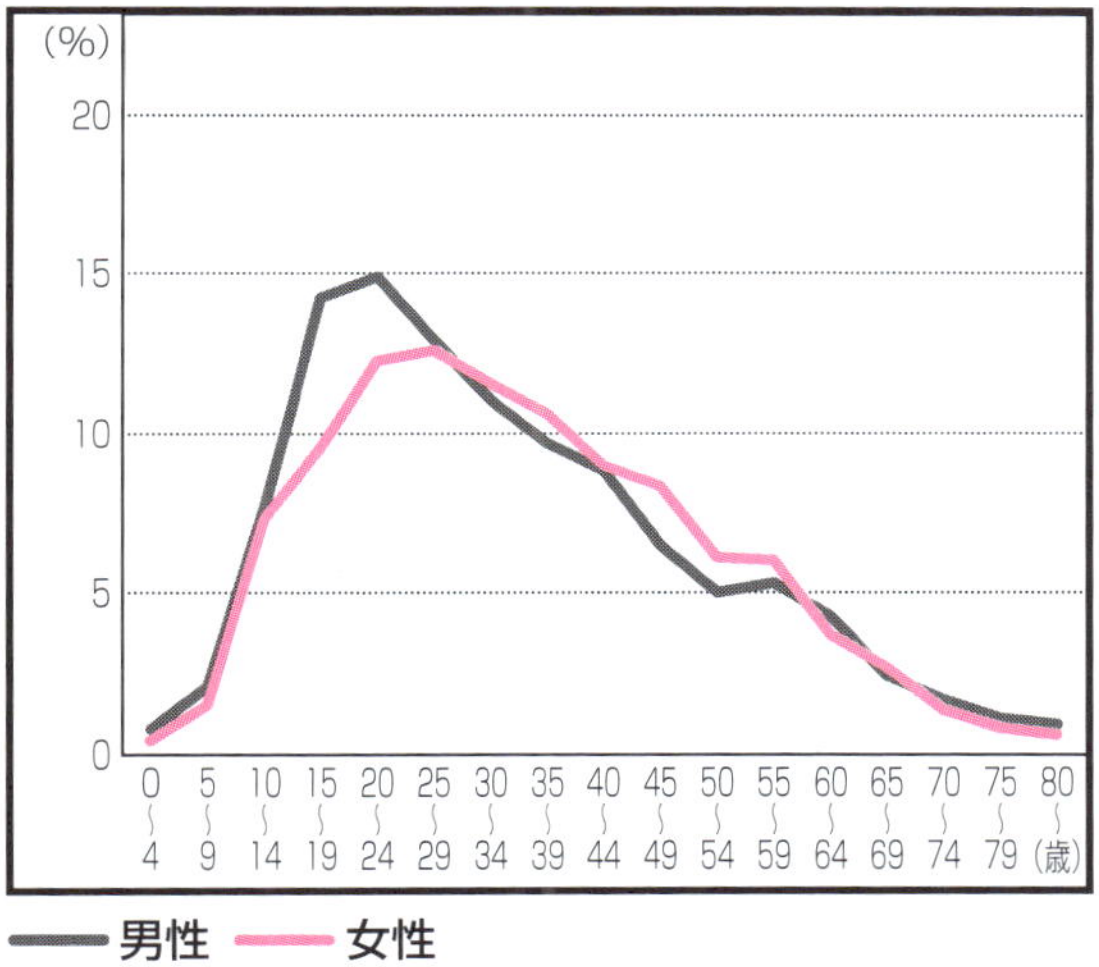
(%)
20
15
10
5
0
0～4
5～9
10～14
15～19
20～24
25～29
30～34
35～39
40～44
45～49
50～54
55～59
60～64
65～69
70～74
75～79
80～(歳)
男性
女性

（難病情報センターによる）

多くは軽症。しっかり治せば怖くない

潰瘍性大腸炎は下痢や血便で始まります。どんどんひどくなっていくのではないかと心配になるかもしれませんが、早めに治療を開始し、継続していけば炎症は抑えられます。

潰瘍性大腸炎の患者さんの約七割は軽症です（→47ページ）。きちんと治療を受けることで、発症前と変わらない生活を送れる人が大半です。

診断のポイント

潰瘍性大腸炎と診断するポイントは３つにまとめられます（厚生労働省の研究班による診断基準による）。

1. 症状

下痢のくり返し、粘血便がある。またはかつてそうした症状があった

2. 腸粘膜の状態

内視鏡検査で右ページに示すような特徴的な粘膜の病変がみられ、組織検査で炎症性の変化などが確認できる

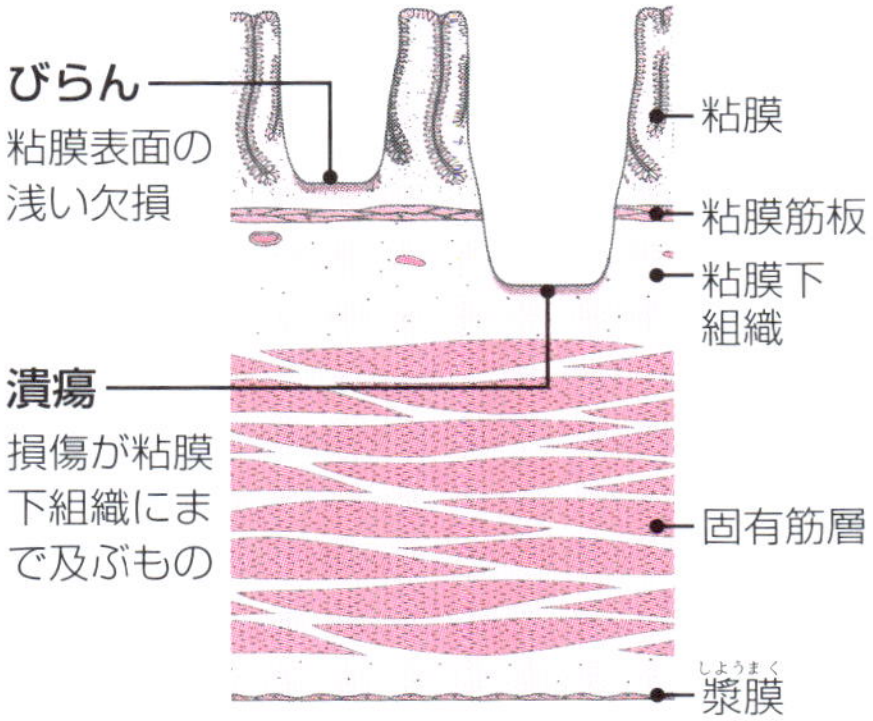
びらん
粘膜表面の浅い欠損
潰瘍
損傷が粘膜下組織にまで及ぶもの
粘膜
粘膜筋板
粘膜下組織
固有筋層
漿膜《しょうまく》

3. ほかの病気ではない

細菌性または薬剤性の腸炎などの明らかな要因がない

クローン病の特徴

大腸だけでなく小腸、肛門にも病変が生じやすい

クローン病の場合、口から肛門に至るまでの消化管のどこにでも炎症が起きる可能性があります。ただ、中心はやはり腸。とりわけ小腸に病変が出やすいことが知られています。

消化管全体に点々と炎症が起きる

クローン病の炎症は、大腸や小腸を中心に、消化管内のあちらこちらに点々と生じます。

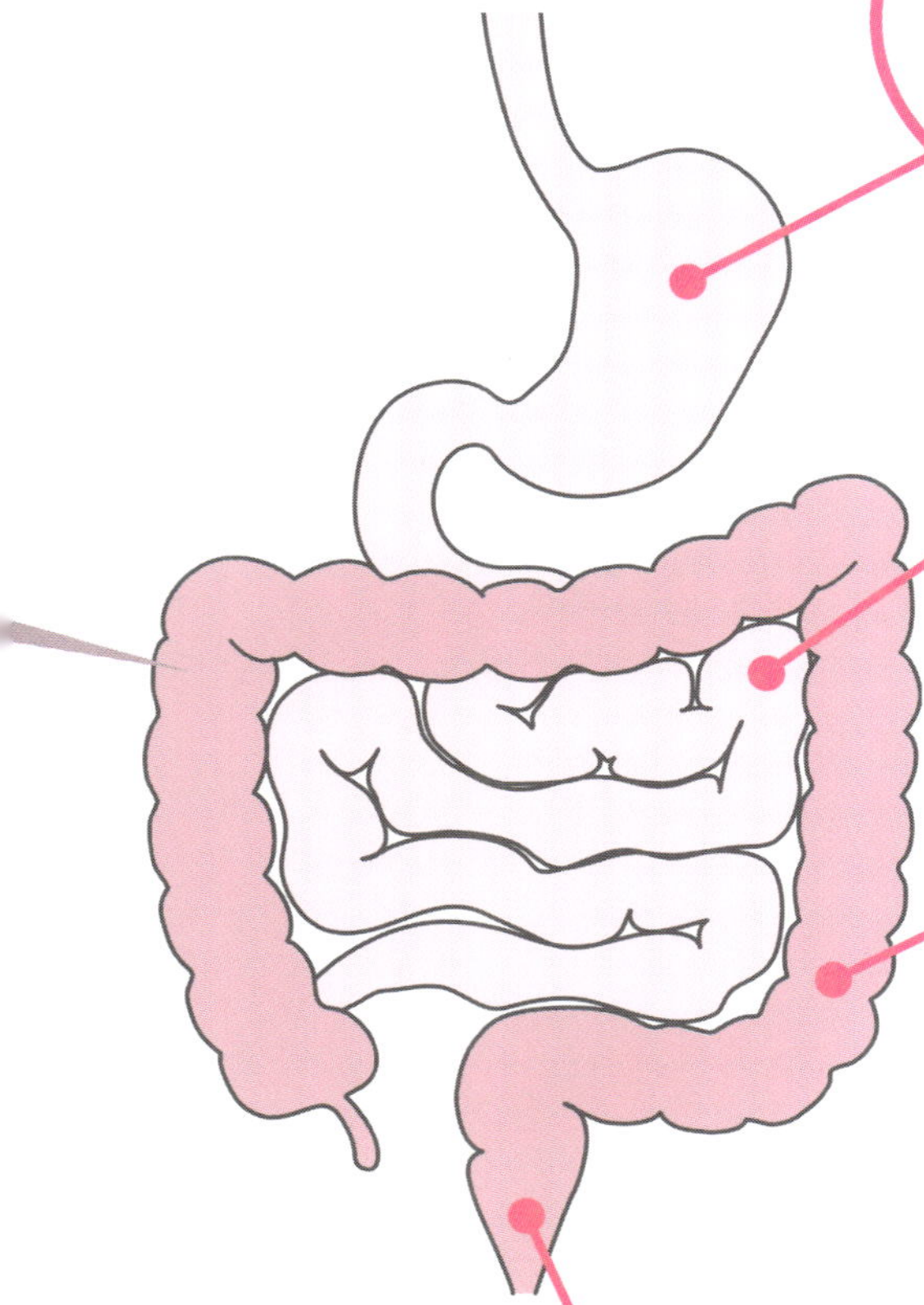

口〜食道・胃・十二指腸に病変が生じることも

アフタ性口内炎や食道・胃・十二指腸に潰瘍などがみられることも

8割近くは小腸に

大腸と小腸、あるいは小腸だけに炎症が起きる人が多い

半数以上は大腸にも

大腸のみに炎症がみられる患者さんは2割程度

肛門病変がよくみられる

肛門の皮膚が裂ける裂肛、肛門内に孔《あな》ができて膿がたまる肛門周囲膿瘍、肛門の外まで孔がつながってしまう痔ろうなど。腫れがひいたあと皮膚がたるむことも（皮垂《ひすい》）

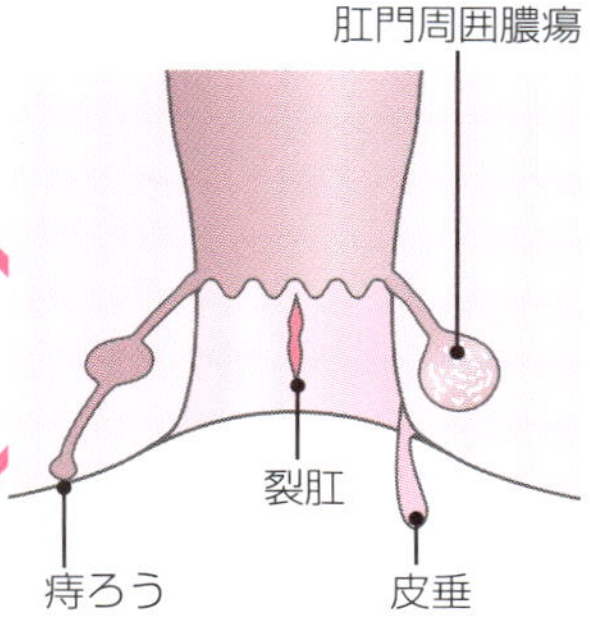

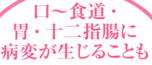

10～20代で発症する人が多い

クローン病は若い人に起きやすいのが特徴のひとつ。低年齢で発症した場合、小腸に病変があると成長障害を起こしやすいため、栄養面への配慮も大切です。

▼クローン病の推定発症年齢

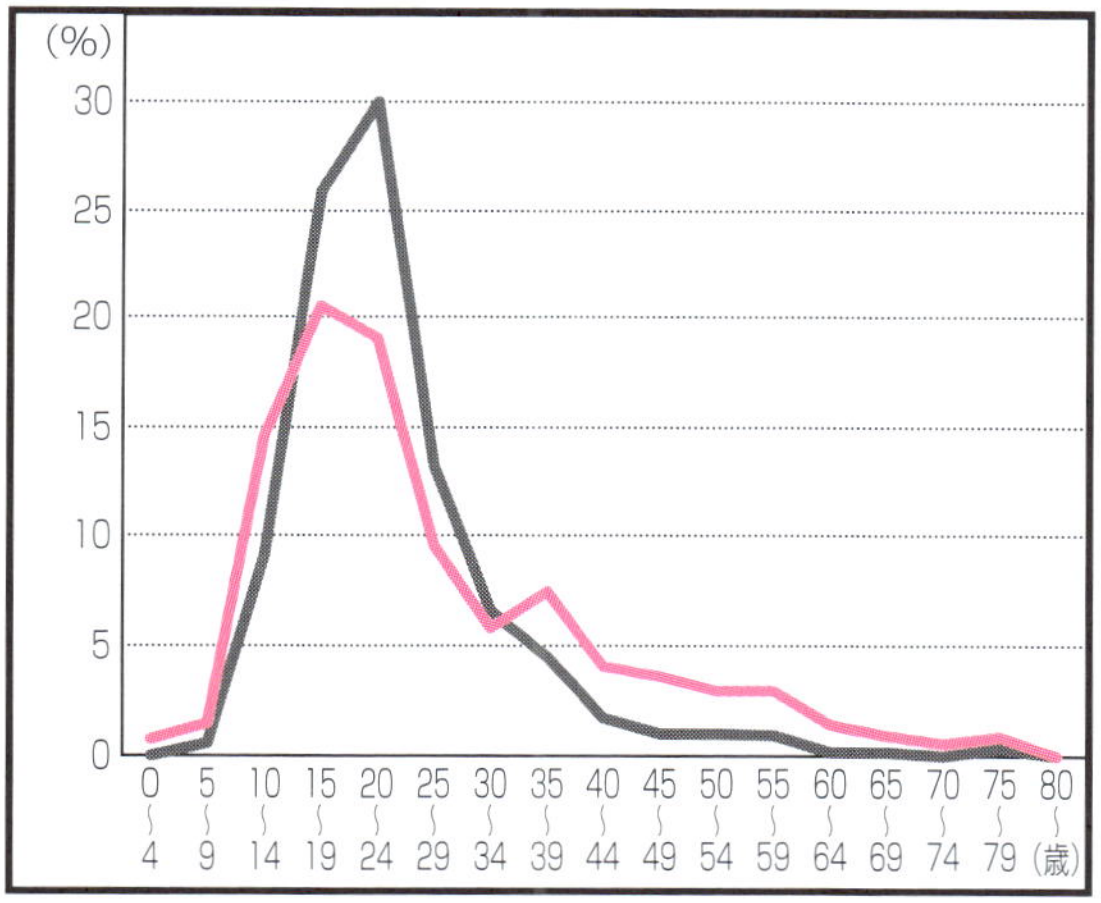

(%)
30
25
20
15
10
5
0
0〜4
5〜9
10〜14
15〜19
20〜24
25〜29
30〜34
35〜39
40〜44
45〜49
50〜54
55〜59
60〜64
65〜69
70〜74
75〜79
80
(歳)
男性
女性

（難病情報センターによる）

炎症が深くなりやすいが、よい状態を保つことは可能

クローン病は腸壁の奥深くまで炎症が進みやすく、合併症を起こしやすい、手術が必要になることが多いといった傾向があります。

しかし治療により、よい状態を保つことは可能です。正しい診断を受け、診断がつきしだい治療を始めましょう。

なお、「クローン」という病名はこの病気を報告した医師の名前に由来しています。

診断のポイント

症状や発症年齢、肛門病変などからクローン病が疑われる場合、下記のいずれかに当てはまればクローン病と診断できます（厚生労働省の研究班による診断基準による）。

縦走潰瘍《じゅうそうかいよう》または敷石像《しきいしぞう》がみられる

大腸にできる縦長の深い潰瘍（縦走潰瘍）や、腸粘膜がぼこぼこと隆起し、敷石を敷き詰めたような状態（敷石像）は、クローン病でしばしばみられる炎症性の変化

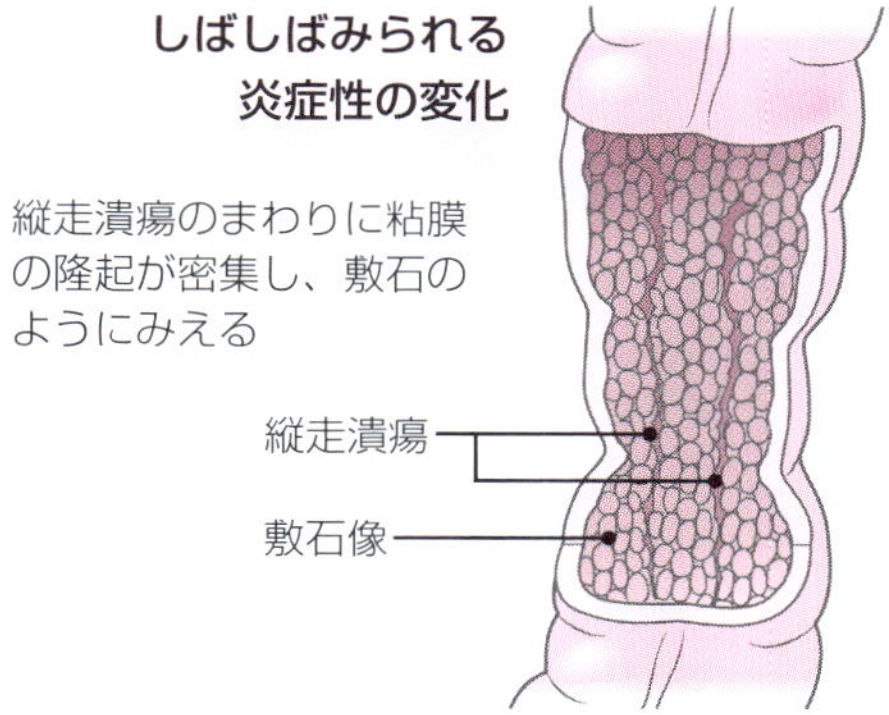

縦走潰瘍のまわりに粘膜の隆起が密集し、敷石のようにみえる
縦走潰瘍
敷石像

その他

縦走潰瘍や敷石像はないが、広範囲に点々とみられるアフタ（白い膜で覆われたびらん）や、裂肛、痔ろうなどの肛門病変、特徴的な胃・十二指腸病変などがあり、組織検査で炎症性の変化が認められる

大腸のみに病変がみられる場合、クローン病か潰瘍性大腸炎かはっきりしないことも。ただし、経過をみていくうちに区別がつくようになることはある

二つの病気をくらべると

炎症が続くしくみや治療薬は共通。食事の影響は違う

潰瘍性大腸炎とクローン病はともに原因がはっきりしない炎症性腸疾患ですから、重なるところが少なくありません。一方で、異なる面もあり、対応に違いが生じることもあります。

2つの病気の共通点

病気の根幹にある、腸の粘膜に原因不明の炎症が生じるという点は、潰瘍性大腸炎もクローン病も同じです。

主な症状

腸の炎症が続き、下痢や腹痛をくり返すのは両者に共通する症状です。血便は潰瘍性大腸炎に多い症状ですが、クローン病でもみられることがあります。これも炎症が続くことで生じる症状です。

治療に用いる薬

粘膜の病変は長引く炎症によるもの。どちらの病気も、治療には炎症を抑えるための薬や、炎症の背後にある過剰な免疫反応を抑えるための薬を使い、炎症が起きにくい状態にしていきます（→第３章）。

炎症が続くしくみ

炎症を起こすそもそもの原因がなにかははっきりしません。しかし、本来は体を守るために働く免疫が過剰に反応し、そのために炎症がなかなかおさまらなくなっているというしくみは共通しています（→34ページ）。

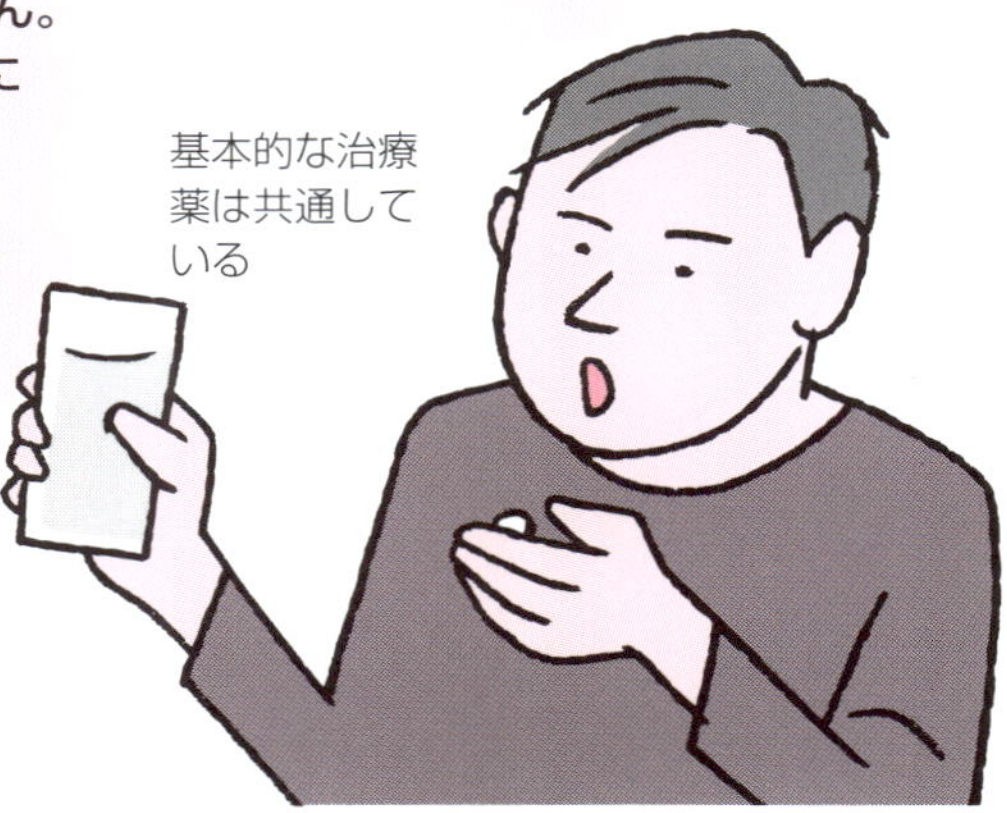

基本的な治療薬は共通している

潰瘍性大腸炎は食事の影響が小さい

同じ炎症性腸疾患で、共通点も多い二つの病気ですが、まったく同じ対応でよいわけではありません。とくに食事との関係は区別して考えておく必要があります。

潰瘍性大腸炎は食事の影響が小さく、基本的には栄養療法を必要としません。一方、小腸の病変が起きやすいクローン病は、食事との関係が大きいといえます。そのため、栄養療法は状態の改善に役立ちます。

ただ、ひと昔前にくらべ、現在は薬物療法が飛躍的に進歩してい

2つの病気で違う点

病気のしくみや用いる薬は重なるところもありますが、潰瘍性大腸炎とクローン病では違いもあります。

炎症が起きる部位や程度

潰瘍性大腸炎の病変は大腸だけにかぎられますが、クローン病の多くは小腸に病変が現れます。炎症の広がり方や程度にも違いがあります。

クローン病のほうが症状に幅がある

潰瘍性大腸炎は直腸から口側に面状に広がっていくのが一般的ですが、クローン病の病変はあちこちに生じます。腸の合併症、肛門の合併症も起きやすい傾向がみられます。

手術を受ける可能性の高さも違う

炎症がひどくなり、腸の内腔が一部狭くなってしまったり、肛門の合併症がひどくなってしまったりすると外科手術が必要に。クローン病は合併症が多い分、手術を必要とする患者さんも少なくありません。

小腸に病変があるクローン病は栄養療法の併用も

小腸と大腸は、消化・吸収機能に果たす役割が異なります（→ 28 ページ）。小腸に病変がある場合、消化・吸収に大きな支障が現れやすくなります。そのため、クローン病に対しては特殊な栄養剤を使って低下している消化機能を補い、小腸の負担を減らす「栄養療法」が有効とされています。ただし、最近は炎症を素早く抑える効果の高い薬が次々に登場していることもあり、生活の質を損ねてまで、栄養療法を併用する必要はないとも考えられています。

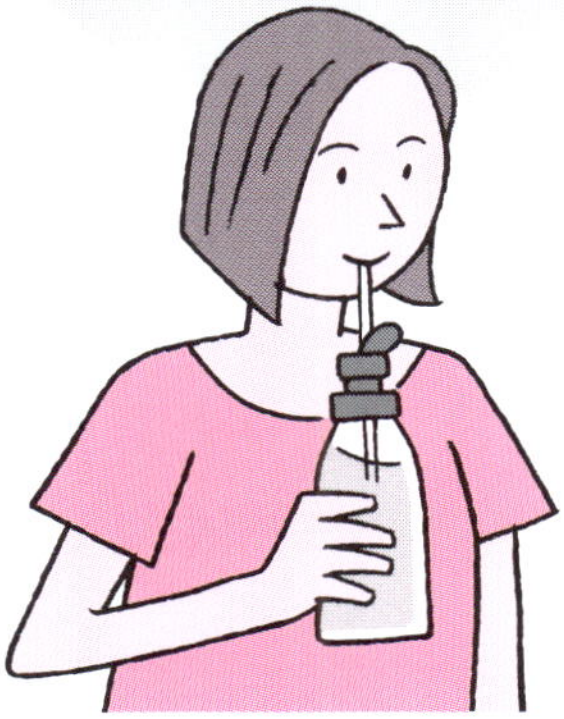

クローン病の栄養療法については64、92 ページ参照

ます。クローン病であっても栄養療法を必要とせず、よい状態を維持できる患者さんも増えています。

心がまえ

どちらも「指定難病」だが適切な治療でよくなる

潰瘍性大腸炎やクローン病は、国が定めた「指定難病」に含まれます。難病と聞いて落胆する患者さんも少なくありませんが、いわゆる「不治の病」のイメージとはだいぶ異なります。

「難病」には2つの意味がある

自分がかかっている病気が「いわゆる難病」だからといって、落ち込むことはありません。適切な治療を続けていれば普通に暮らせます。

治りにくく、やっかいな病気

決定的な治療法がなく、つらい闘病生活を余儀なくされる病気、という意味で「難病」という言葉が使われることがあります。一般用語として使われる場合、特別な基準や明確な定義があるわけではありません。

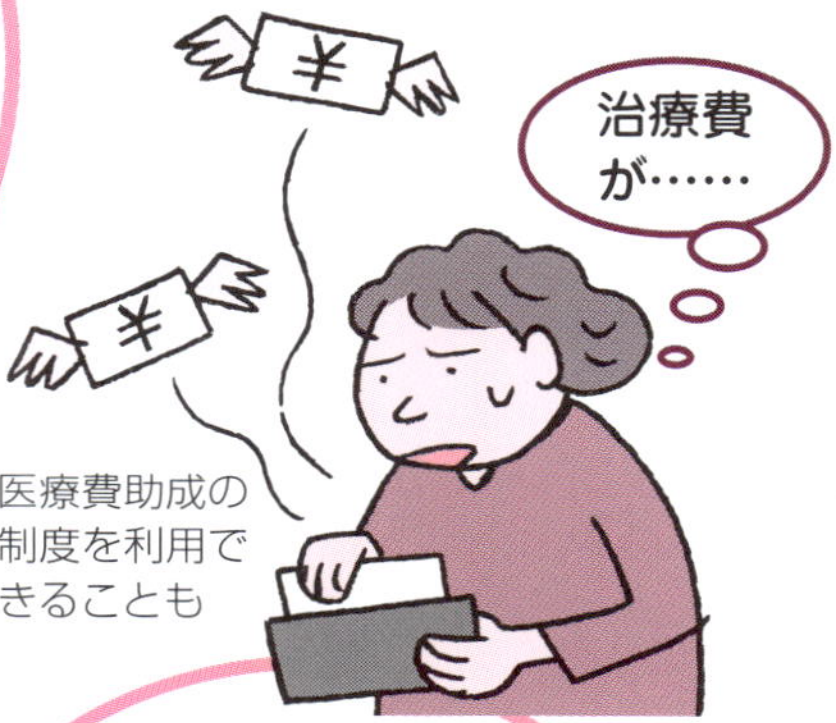

医療費助成の制度を利用できることも

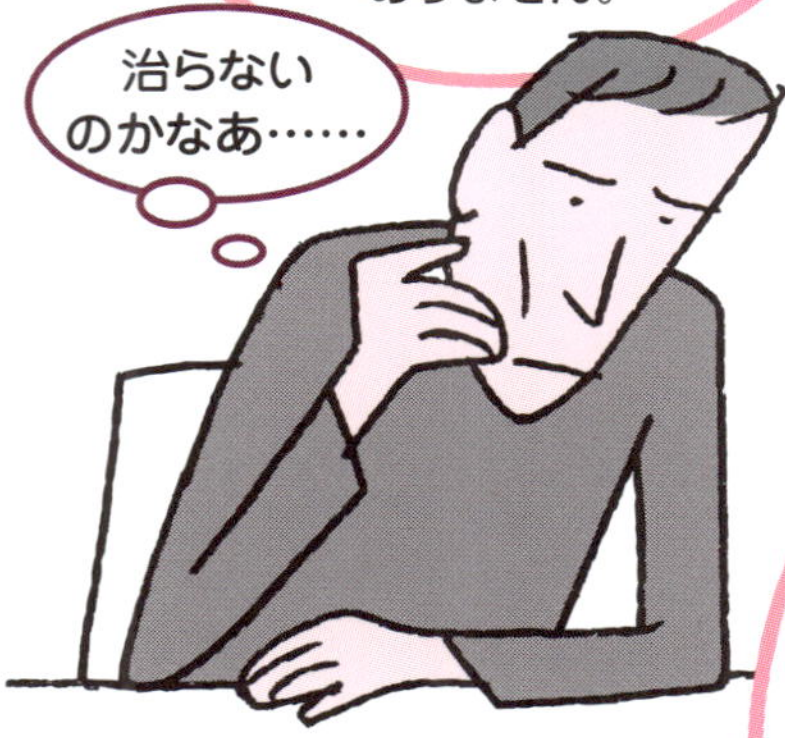

落ち込まないで！　改善は可能

国が定める「指定難病」

原因不明で決定的な治療法がなく、長期療養を必要とする難病のうち、患者数が一定以下で、客観的な診断基準が確立している病気を、国は「指定難病」と定め、病状が一定以上の場合は医療費助成の対象としています。この「指定難病である」という意味で、潰瘍性大腸炎やクローン病を「いわゆる難病」ということがあります。

▼医療費助成の対象者

●潰瘍性大腸炎：重症度分類（→ 47 ページ）が中等症、重症の人。または軽症でも一定額以上の医療費がかかる治療を続ける必要がある人

●クローン病：IOIBD スコア（→ 51ページ）の合計が2点以上、または 1 点以下でも一定額以上の医療費がかかる治療を続ける必要がある人

治療を続けていればよい状態を維持できる

潰瘍性大腸炎やクローン病は、残念ながら「完治する」とはいえない病気です。「病気が完治した」というのは、一般的には病前の状態にまで回復し、もはや治療の必

医療費助成の受け方

潰瘍性大腸炎、あるいはクローン病と診断されれば、自動的に医療費が減額されるというわけではありません。医療費助成を受けるためには、一定の基準を満たしている人に対して交付される「医療受給者証」が必要です。

診断書をもらう

指定難病の診断が可能な医療機関を受診し、診断書の交付を受ける

窓口で申請

特定医療費支給認定申請書、診断書、住民票、市町村民税(非)課税証明書、健康保険証の写しなど必要書類を用意したうえで、保健所などの担当窓口に申請する

審査・承認

都道府県が審査をおこない、認定されれば「医療受給者証」が交付される

医療受給者証の交付

更新の手続きを忘れずに

医療受給者証の有効期間は原則として申請日から１年。１年ごとに更新の申請が必要

自己負担の軽減が可能

指定医療機関で「医療受給者証」を提示することで、医療費の助成が受けられます。医療費の自己負担分が２割に軽減されるうえ、所得に応じて自己負担分に上限が設けられており、上限を超えた分の医療費は公的に助成されるというしくみです。

通院時には医療受給者証を忘れず持参しよう

要はなくなったことを指します。

潰瘍性大腸炎やクローン病は、治療によって状態が改善しても、そこで治療をやめてしまえばまた症状が起きてくるおそれが高く、基本的にはずっと治療を続ける必要があるのです。

とはいえ、適切な治療を続けていれば、よい状態を維持することは十分に可能になってきています。平均寿命も病気の有無で大きく変わることはありません。公的な制度も活用しながら、長く治療を続けていくことが大切です。

COLUMN

病変がみつからなければ機能性の病気？

一度の検査で判断せず経過をみていこう

くり返す下痢に不安を覚えて内視鏡検査を受けても病変がみつからず、機能性の病気と診断されることもあるでしょう。

機能性腸疾患と炎症性腸疾患は原因も治療法も異なります。一方で機能性腸疾患のうち、過敏性腸症候群から炎症性腸疾患に移行するリスクは一般の健康な人とくらべると約九倍とも、約一六倍とも報告されています。症状が続くようなら、一度の内視鏡検査で結論は出さず、経過をみてもらいましょう。

また、潰瘍性大腸炎やクローン病の患者さんが、過敏性腸症候群を合併する場合も少なくないといわれています。ただ、そうした患者さんの便を調べると、合併のない患者さんにくらべ、軽微な炎症を示すたんぱく質（カルプロテクチン）が多いという報告もあります。まずは炎症を抑える治療を十分に進めることが大切です。

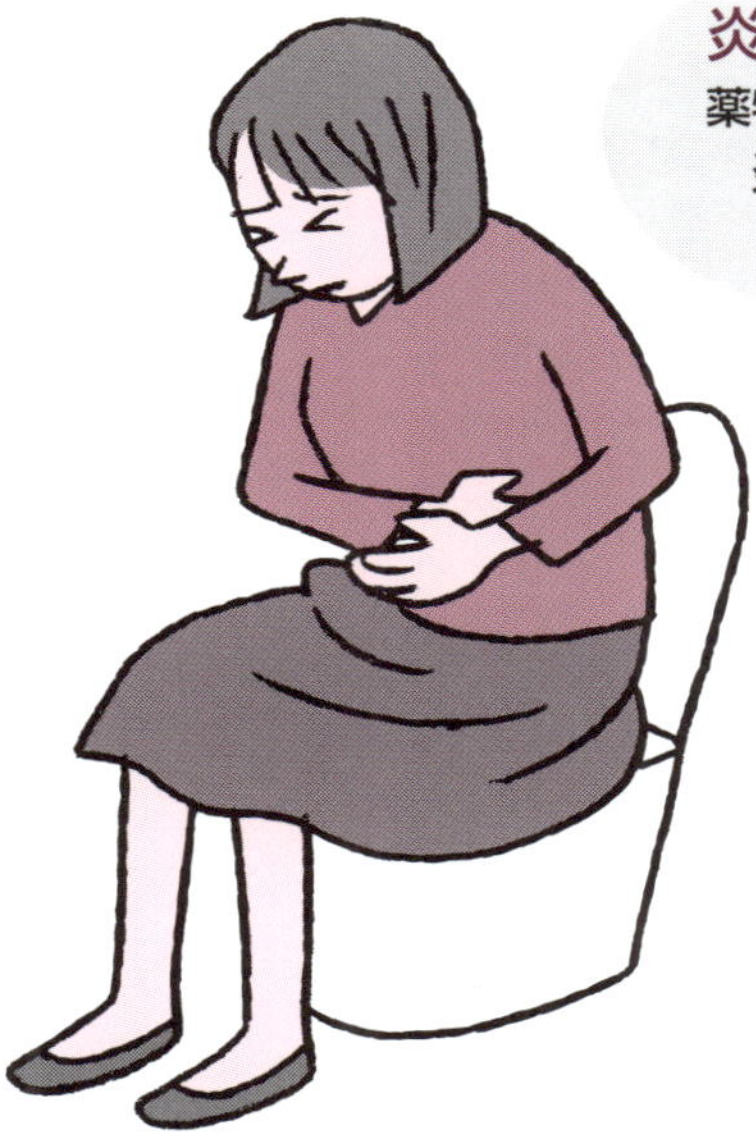
機能性腸疾患
食事・生活改善で腸内環境を整え、必要に応じて薬物療法。心理的な影響が強いと考えられる場合には抗うつ薬の投与、心理療法などがおこなわれることも
炎症性腸疾患
薬物療法を中心に炎症の抑制をはかる

それぞれ対応のしかたは異なる

2
腸のしくみと病気の正体

腸は非常に複雑な働きをしている臓器です。
潰瘍性大腸炎やクローン病にしっかり対応していくためには、
腸のしくみや特徴を知り、腸を傷つける病気の正体を
はっきり見定めることが大切です。

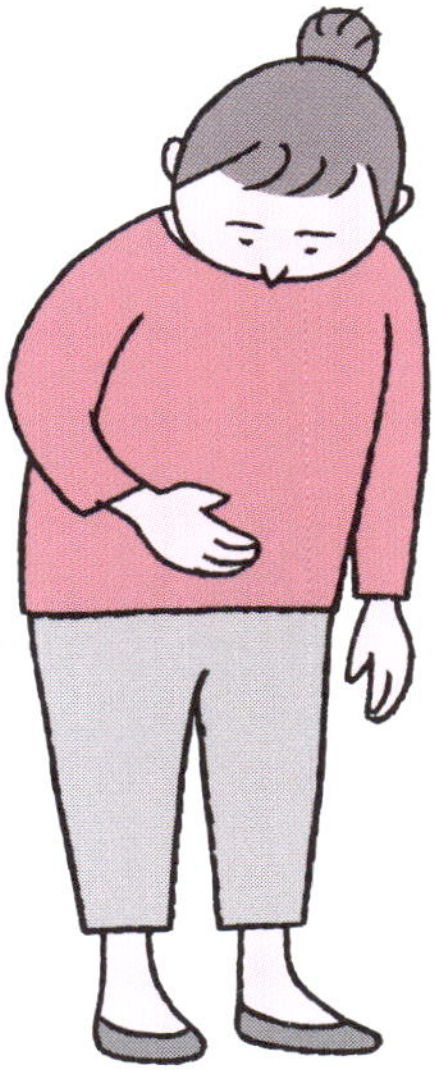

腸のしくみと働き

飲食物から栄養分を吸収し便をつくる消化器官

腸は、飲食物から体に必要な栄養や水分を吸い取り、不要なものを排出する働きにかかわる消化器官のひとつであり、小腸と大腸でそれぞれ異なる役割をもっています。

役割分担しながら生命を支えている

生きていくために必要な栄養分を自分でつくり出せない動物にとって、消化・吸収は欠かすことのできない生命活動のひとつです。

腸は小腸と大腸に分けられます。小腸は飲んだり食べたりしたものを栄養成分に分解し、吸収するところであり、大腸は不要なものを便にするところ。それぞれに重要な役割を果たしています。

◉は通過にかかる時間の目安

胃

◉2〜6時間

食道から送り込まれた飲食物を胃液と混ぜあわせ、かゆ状にする

小腸

◉2時間

胃から送られてきた内容物は、胆《たん》汁《じゅう》、膵液《すいえき》などの消化液と混ざりあい、細かな栄養成分に分解されて腸壁から吸収される

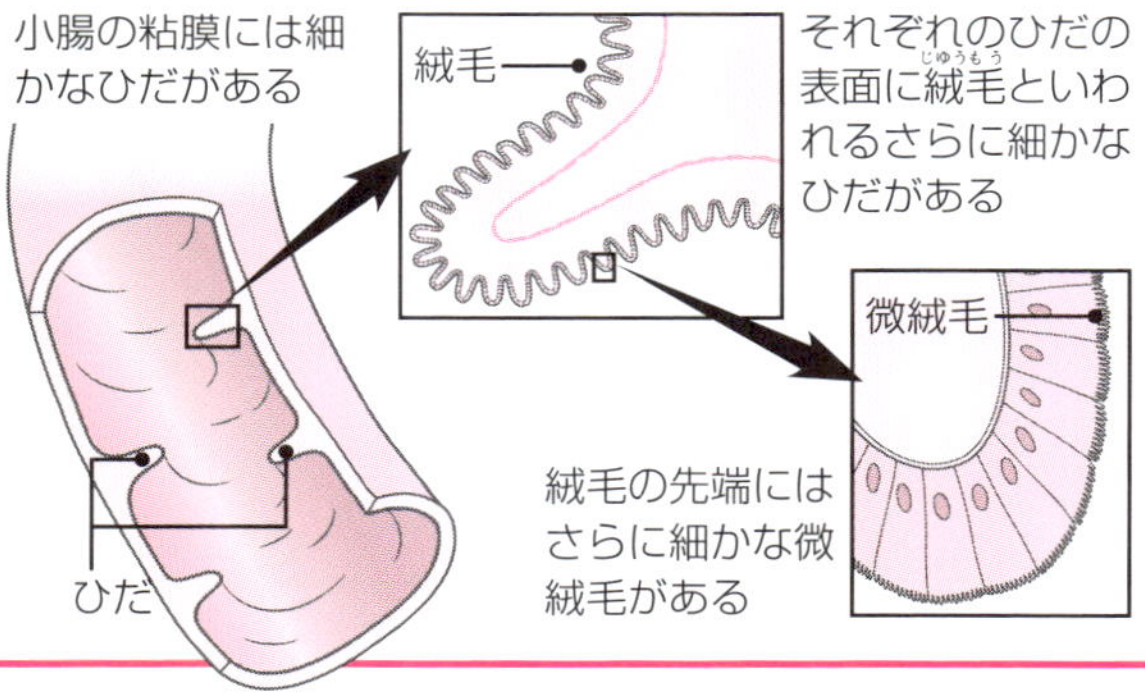

小腸の粘膜には細かなひだがある
ひだ
絨毛
それぞれのひだの表面に絨毛《じゅうもう》といわれるさらに細かなひだがある
微絨毛
絨毛の先端にはさらに細かな微絨毛がある

大腸 ◉24〜48時間

小腸で栄養成分を吸収した残りの内容物から徐々に水分を吸収。固形の便がつくられる

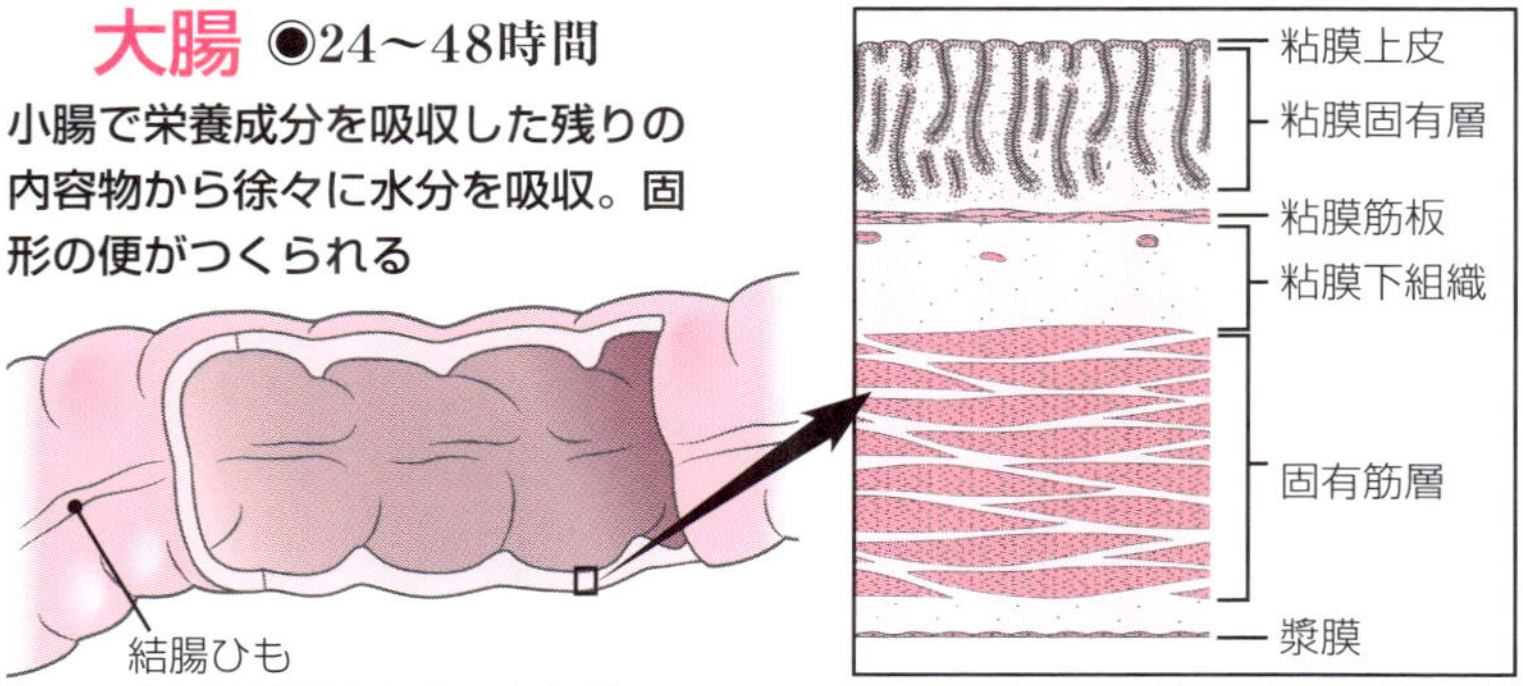

粘膜上皮
粘膜固有層
粘膜筋板
粘膜下組織
固有筋層
漿膜
結腸ひも
大腸は結腸ひもといわれる筋を中心にした蛇腹状の管

粘膜筋板から上が粘膜層。粘膜下組織には血管、リンパ管が通っている

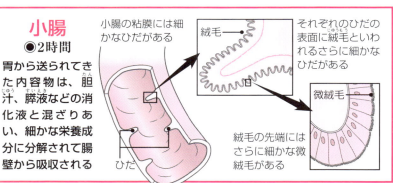

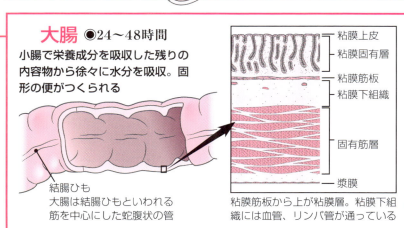

消化管は1本の長い管

口や食道、胃、腸、肛門はそれぞれ形状や働きに違いはありますが、切れ目なくつながった１本の管であり、まとめて消化管といわれます。消化機能にかかわる消化器官には、このほか肝臓や胆のう、膵臓などの臓器もあります。

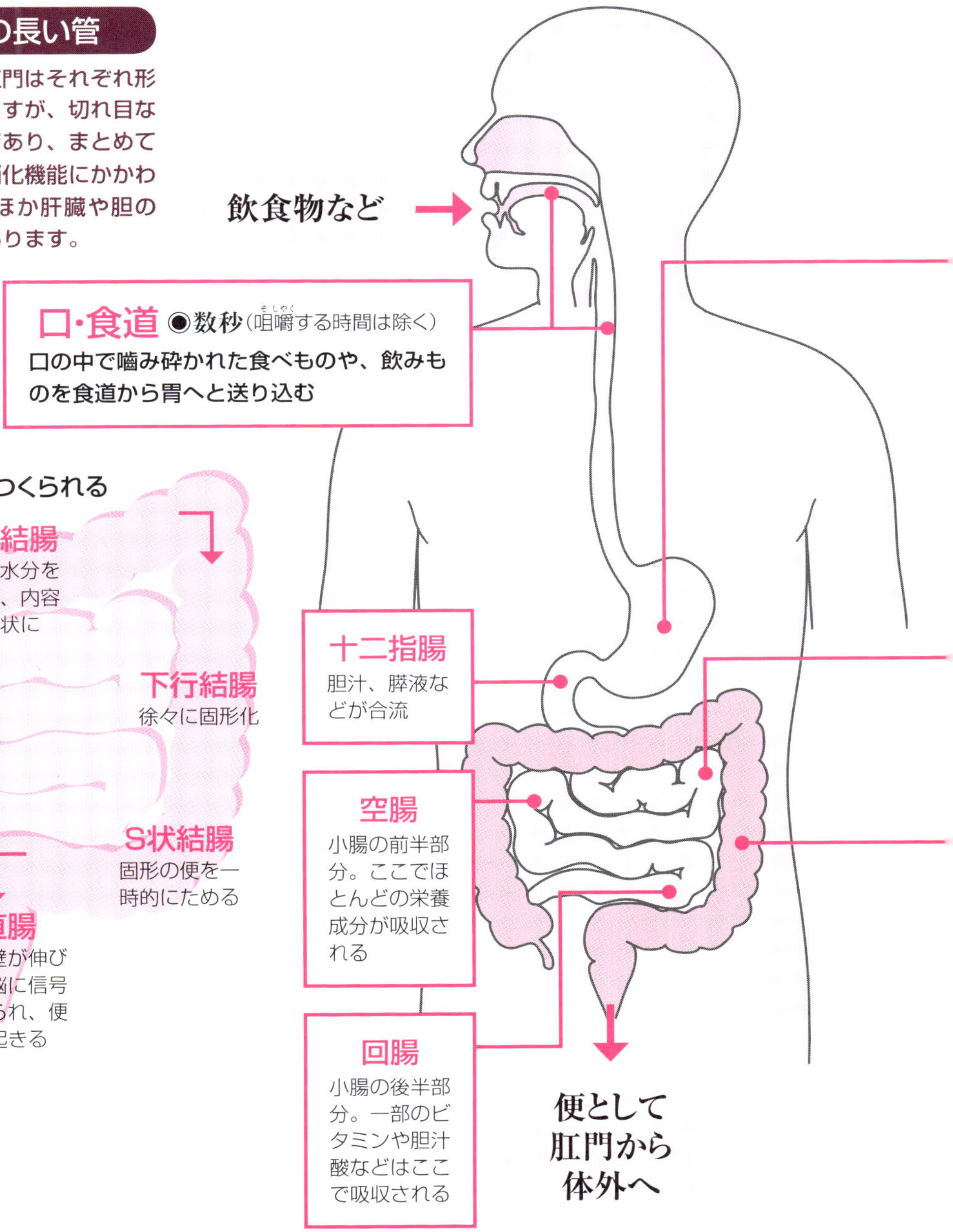
飲食物など
口・食道 ◉数秒（咀嚼《そしゃく》する時間は除く）
口の中で噛み砕かれた食べものや、飲みものを食道から胃へと送り込む
十二指腸
胆汁、膵液などが合流
空腸
小腸の前半部分。ここではとんどの栄養成分が吸収される
回腸
小腸の後半部分。一部のビタミンや胆汁酸などはここで吸収される
便として肛門から体外へ

▼大腸で固形の便がつくられる

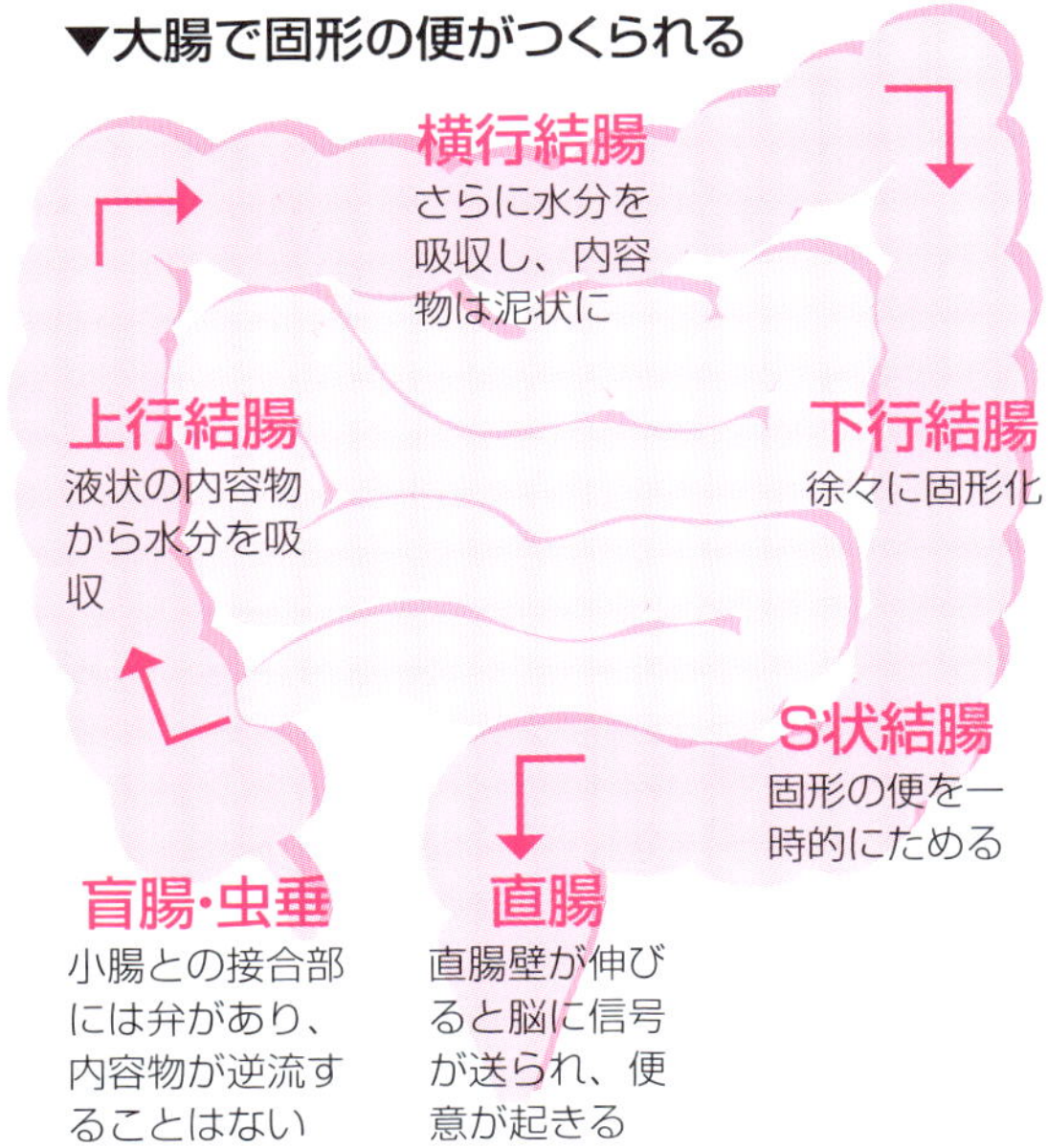
横行結腸
さらに水分を吸収し、内容物は泥状に
上行結腸
液状の内容物から水分を吸収
下行結腸
徐々に固形化
S状結腸
固形の便を一時的にためる
盲腸・虫垂
小腸との接合部には弁があり、内容物が逆流することはない
直腸
直腸壁が伸びると脳に信号が送られ、便意が起きる

腸のしくみと働き

複雑な機能をもつ「第二の脳」でもある

近年、腸が果たす役割に大きな注目が集まっています。消化管の一部というだけでなく、「第二の脳」ともいわれるほど複雑な機能をもちあわせていることがわかってきたからです。

じつはすごい! 腸の特徴

体外から入り込むものから、必要なものだけを効率よく吸収し、害のあるものを排除するために、腸の複雑な機能が発達していったと考えられます。

微小血管の量がすごい!

体中の小さな血管の55%が腸にある

吸収した栄養を血液にのせて全身に運ぶために、腸には細かな血管がはりめぐらされています。

神経の量がすごい!

末梢神経《まつしよう》の50%以上は腸に集まっている

腸は、むにゅむにゅとした動き（蠕動《ぜんどう》運動）をくり返すことで内容物を先へ先へと運んでいます。こうした腸の動きや血流の調整などには神経の働きが欠かせません。腸には、脳・脊髄以外の神経、すなわち末梢神経の半分以上が集まっています。

神経伝達物質の生成量は脳より多い

神経系を構成する神経細胞どうしの連絡には、さまざまな神経伝達物質が使われます。腸でつくられる神経伝達物質の量は、脳内でつくられる量より多いことが知られています。

たとえば神経伝達物質のひとつ、セロトニンは体内の総量のおよそ９割が腸で生成されています。

じつは脳より複雑? 不思議な臓器、腸

腸は原始的な生物にもみられるもっとも古い組織です。生きるための基本的な器官で、脳の指令を受けなくても働き続けられます。進化の過程で、腸はより複雑な

免疫の働きがすごい!

腸は体内最大の免疫組織。外敵の侵入を防いでいる

消化管はいわば「ちくわの穴」のようなもの。内側にあっても外界から流れ込むものにさらされ続けています。だからこそ、有害なものを排除し、無害なものだけを取り込む免疫の働きがしっかり発達しています。

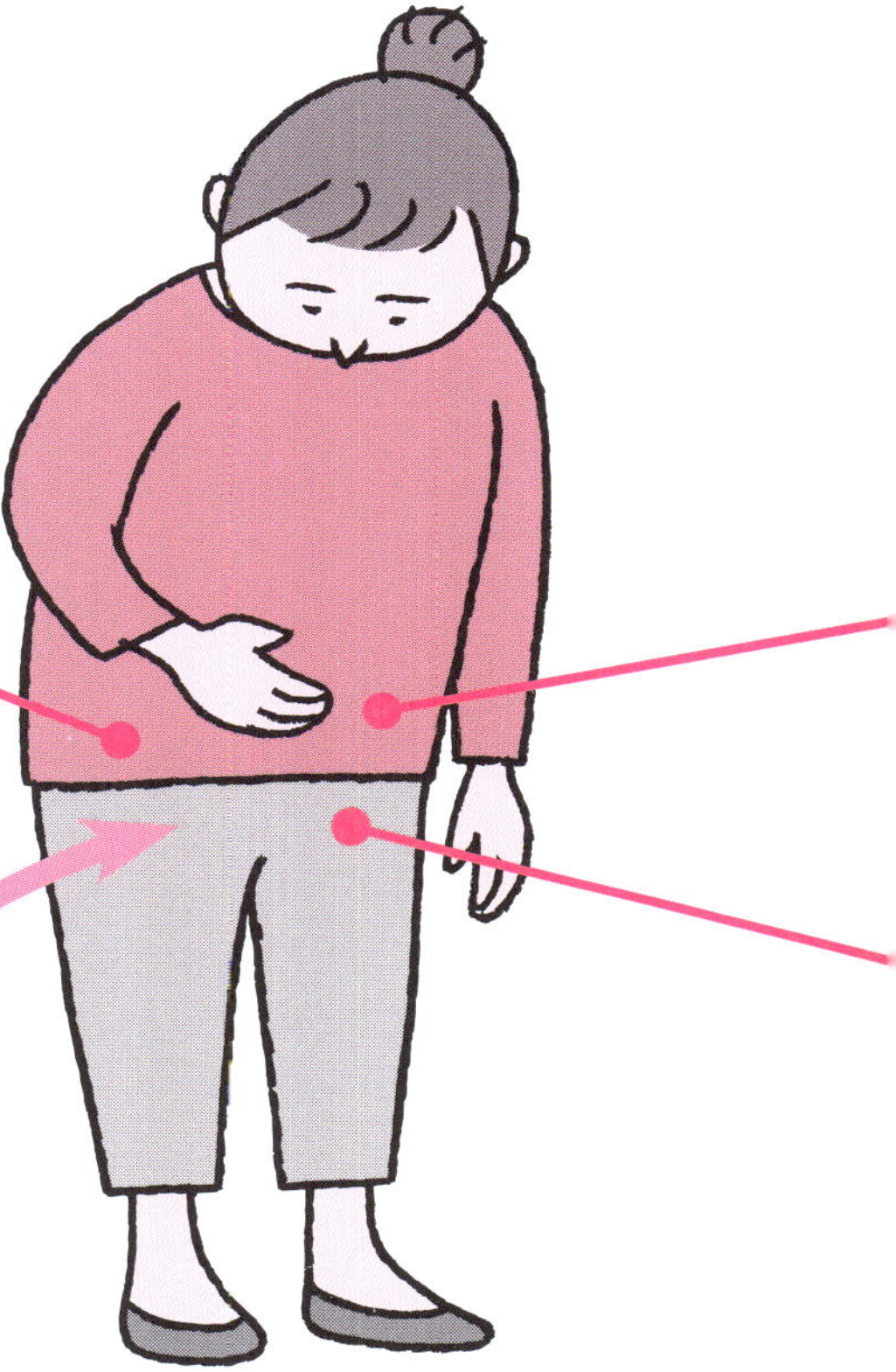

表面積はテニスコート1面分

細かなひだをもち、くねくねと折りたたまれた腸を開いて平面化してみると、その面積はテニスコート１面分に及ぶといわれます。それだけの広い面で、腸は外界から体内に入り込んでくるものに触れているのです。

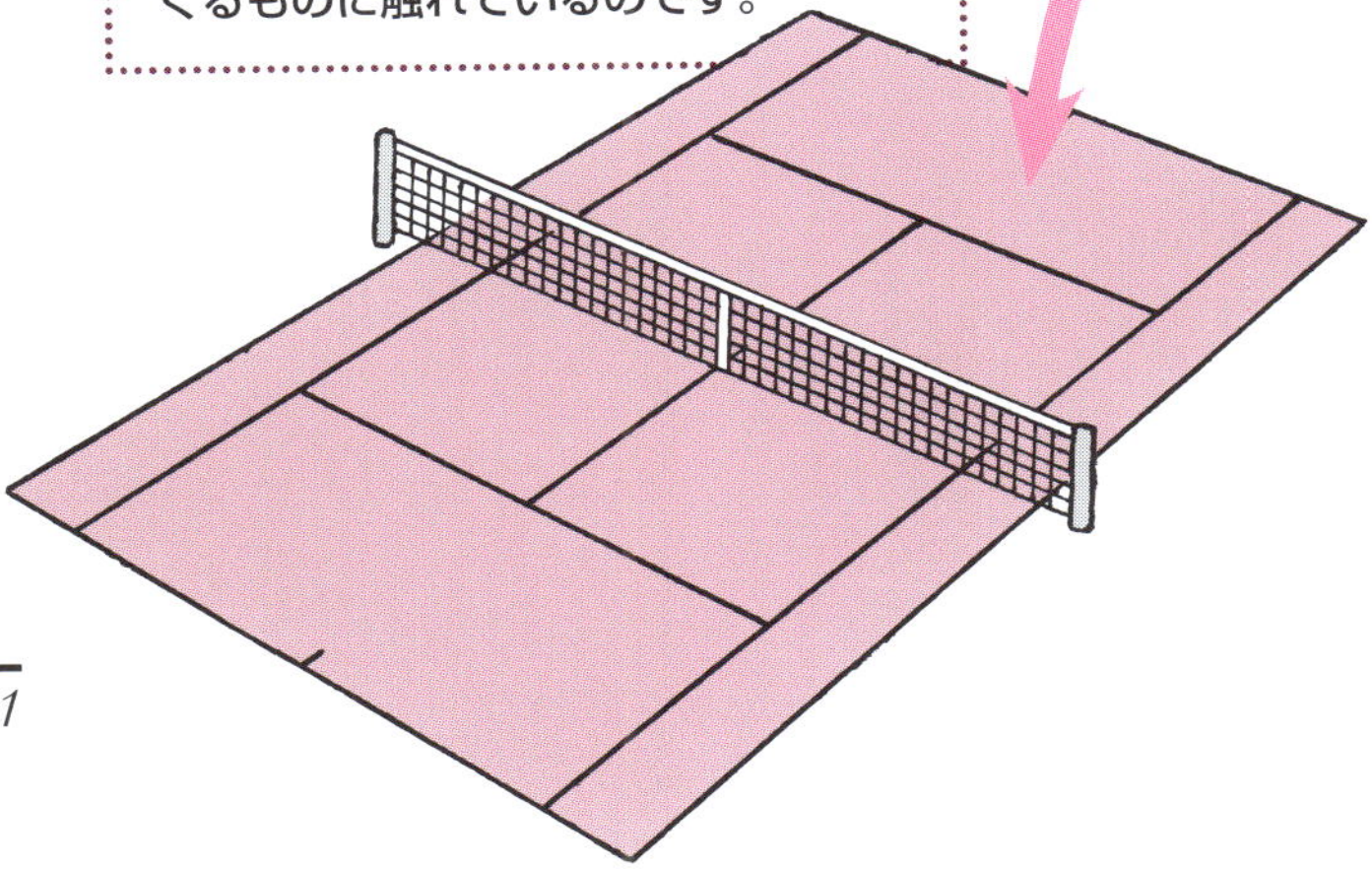

機能をもつようになっていきました。腸は消化器官であるだけでなく、ヒトの体内では最大の免疫組織であり、最大の微小血管系をもち、また最大の末梢神経組織でもあります。

「第二の脳」といわれますが、脳も腸を守るために発達したものであり、脳より複雑な組織ではないかと指摘する研究者もいるほどです。

一〇〇兆個超の腸内細菌は「腸管免疫」の調整役

ヒトの腸内には、合計で重さ一キログラムを超えるといわれるほどたくさんの細菌が住み着いています。この腸内細菌は、免疫コントロールに欠かせない働きをもつことがわかっています。

腸内細菌がしていること

大腸粘膜の表面にびっしりと住み着く腸内細菌たち。電子顕微鏡で見れば、形も大きさもさまざまな腸内細菌が確認できます。咲き乱れる花のようにも見えることから、「腸内フローラ」ともいわれています。

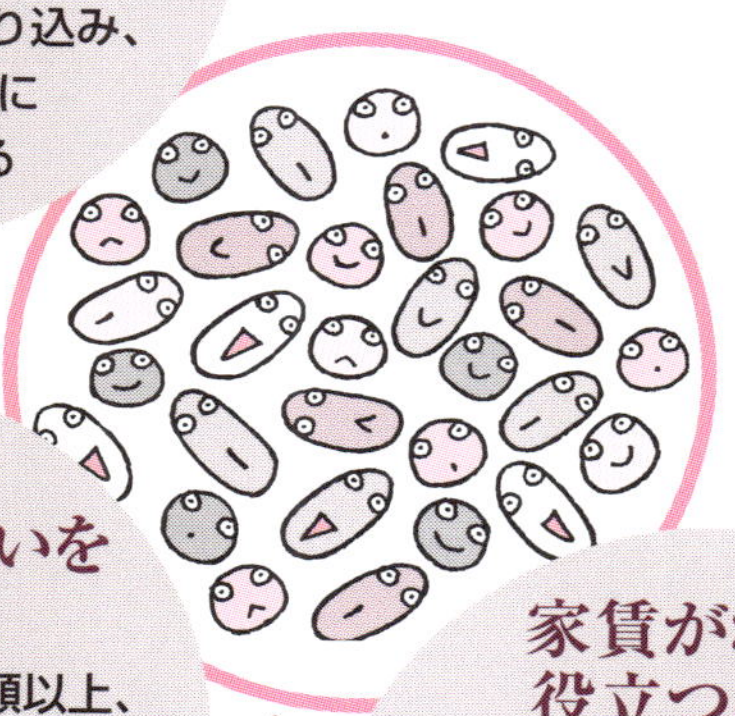

出生直後に入り込み、腸の中に住み着く

お母さんのおなかにいる胎児の腸内は無菌状態。出生時や出生直後に細菌が入り込み、赤ちゃんの腸内に住み着き始める

なわばりをめぐって小《こ》競《ぜ》り合《あ》いを続けている

腸内細菌の種類は数百種類以上、最低でも100兆個を超えるといわれる。それぞれが勢力を広げようと活動し、全体としてバランスのとれた環境をつくりだしている

家賃がわりに役立つことをしてくれている

消化を助ける酵素をつくったり、免疫の働きを調整したりしている。腸内の表面を占拠しているため、有害なウイルスや細菌が入り込みにくいという効果もある

種類・割合は人によって違う

腸内細菌の種類や割合は、乳児期の食事内容や環境などによってほぼ決まります。その後大きく変わることはありません。

善玉・悪玉の区別よりバランスが大切

私たちは意識せぬまま、腸内細菌という他者と持ちつ持たれつの関係を築いています。

多種多様な腸内細菌は、体によい影響を及ぼす善玉菌、増えすぎると悪い影響を及ぼす悪玉菌、どちらか優勢なほうに加勢する日和《ひより》見《み》菌に大別されます。ただ、悪玉

免疫の働きにも深くかかわる

腸は流れ込んできたものが有害か、無害・有益なものか判断し、有害とみなせば排除します。この働きを腸管免疫といいます。

腸管免疫を担うのは、リンパ球をはじめとする免疫細胞（白血球）。腸内細菌は、腸管免疫の働きを高めたり、逆に抑制したりしています。

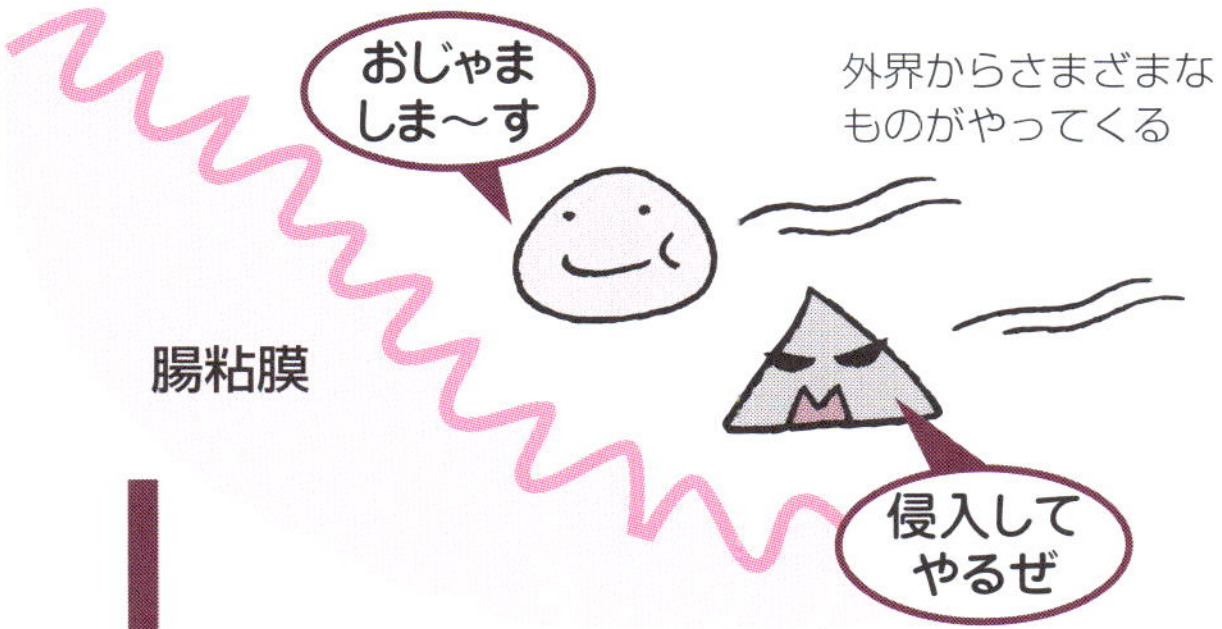

おじゃまします〜す
外界からさまざまなものがやってくる
腸粘膜
侵入してやるぜ

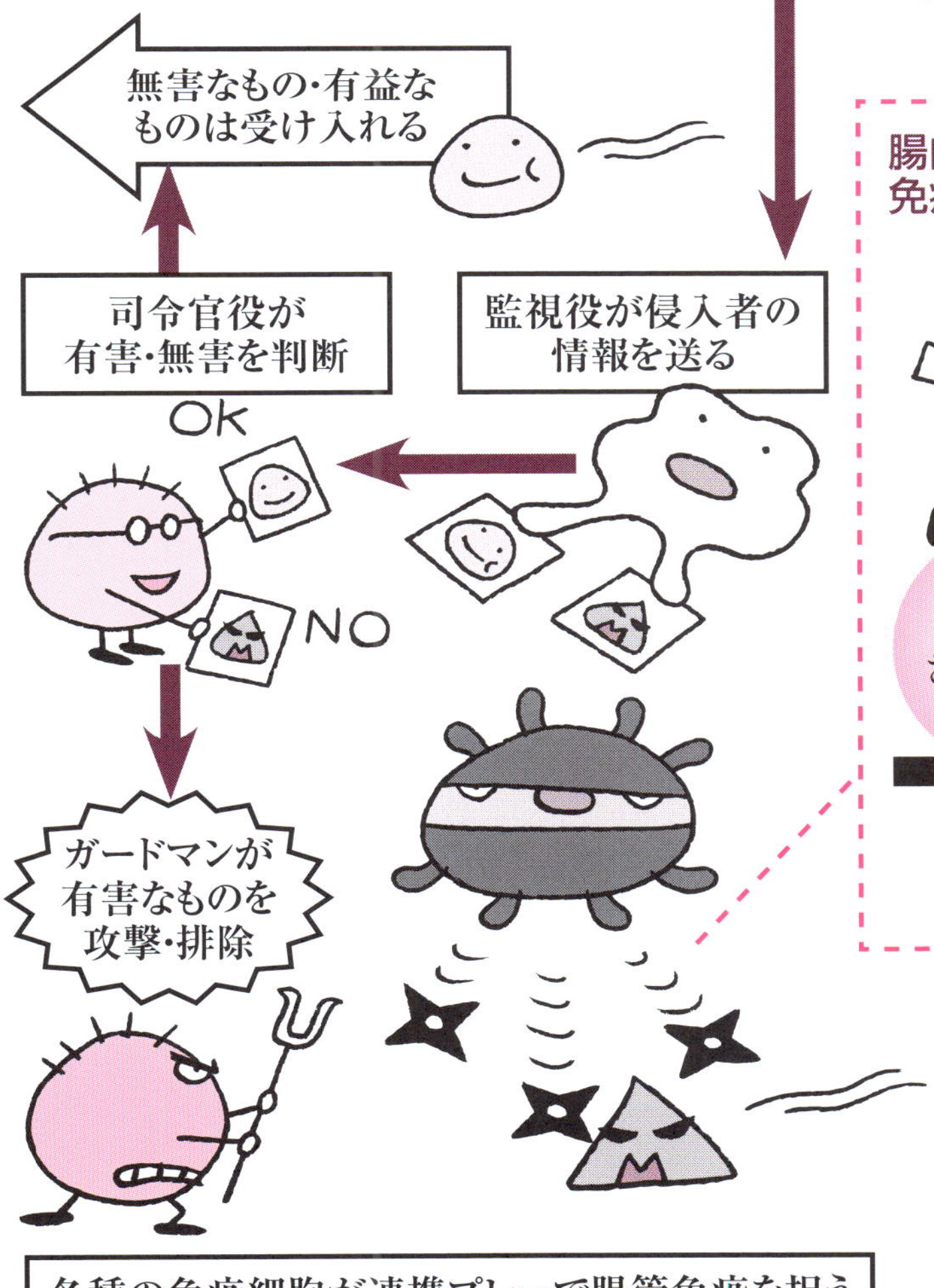

無害なもの・有益なものは受け入れる
司令官役が有害・無害を判断
監視役が侵入者の情報を送る
OK
NO
ガードマンが有害なものを攻撃・排除

各種の免疫細胞が連携プレーで腸管免疫を担う

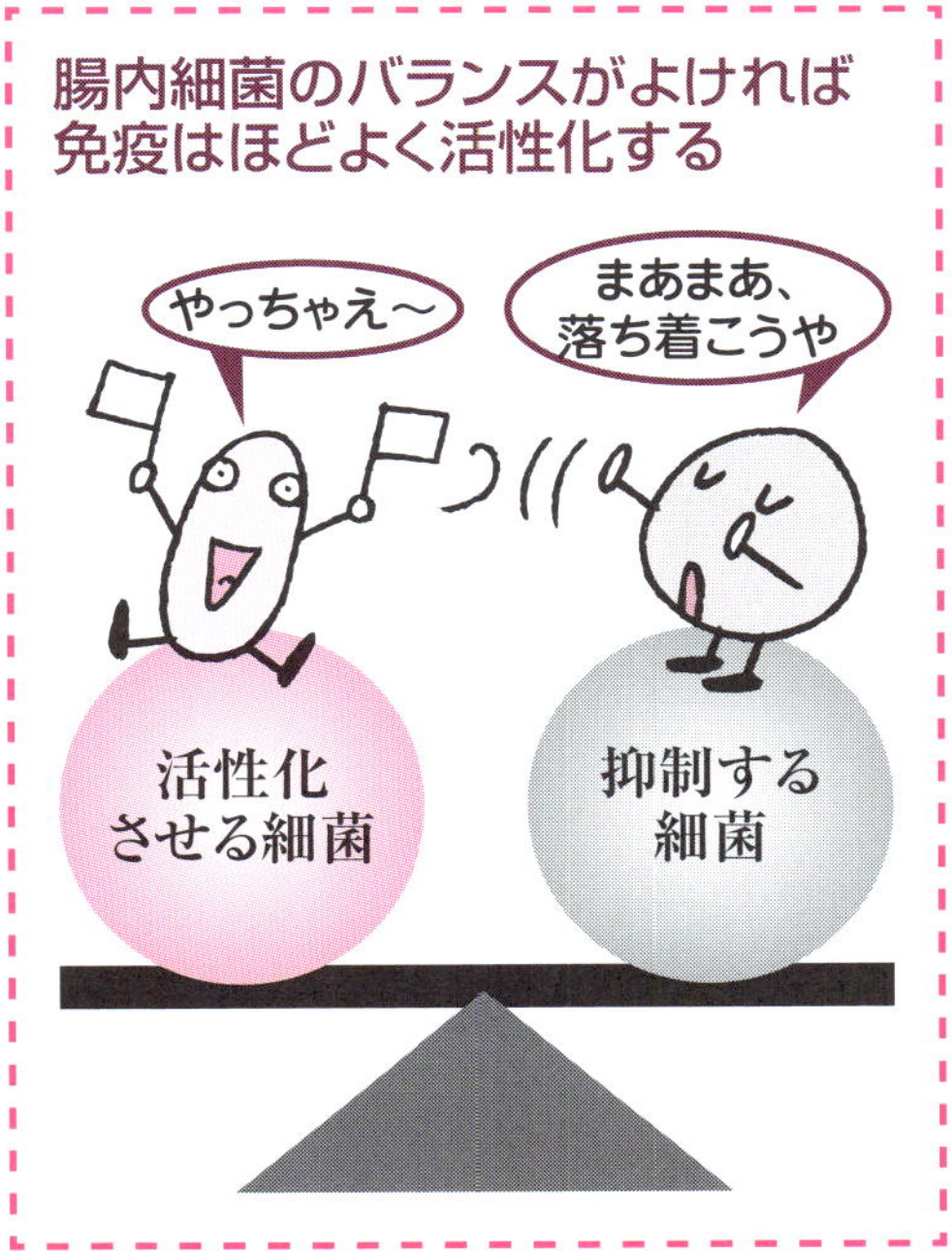

腸内細菌のバランスがよければ免疫はほどよく活性化する
やっちゃえ〜
まあまあ、落ち着こうや
活性化させる細菌
抑制する細菌

菌＝不要なもの、というわけではありません。各種の腸内細菌がバランスをとりながら、全体として体に有益な役割を果たしています。

なぜ起きる？

長引く炎症の背後にある免疫の過剰反応

なぜ腸の炎症が起き、なかなか鎮まらなくなるのか――潰瘍性大腸炎やクローン病の根本的な原因は明確ではありません。ただ、免疫が関与していることは間違いなさそうです。

炎症は闘いの場で起きている

炎症は、免疫の働きで有害なものを排除しようとするときに起きる体の反応です。本来は身を守るために必要なことなのですが、免疫が働きすぎると問題が生じてしまいます。

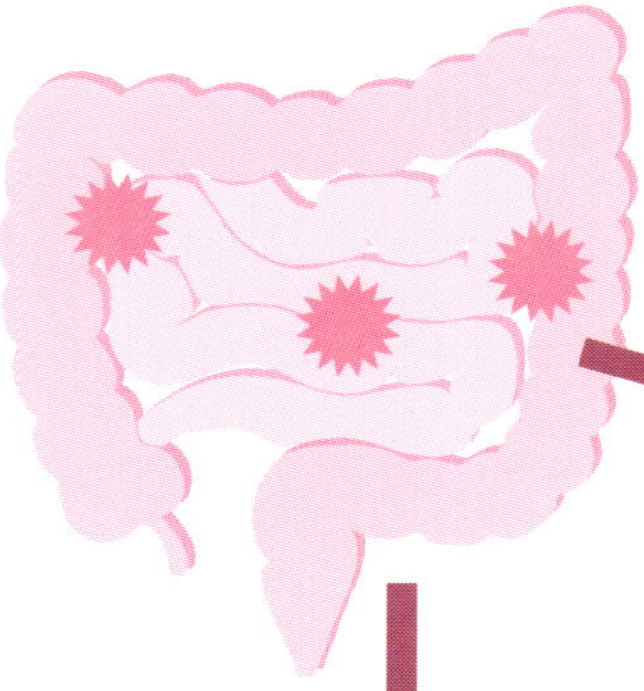

有害なものを排除するために免疫が働き出す
細菌・ウイルスなどの病原体や、壊死《えし》した細胞などを取り除くことが目的

本来は無害なものにも過剰な免疫反応が起きる
自分の正常な組織や常在している腸内細菌、食べものなどまで排除しようとする

炎症
血流が増えて赤くなったり、免疫細胞が集まって働き出したりすることで、腫れや痛み、機能低下などが起きる

下痢・腹痛・出血など

排除できない、あるいは過剰な攻撃が続くため炎症がおさまらない！

排除に成功すれば、炎症は鎮まり症状も消える

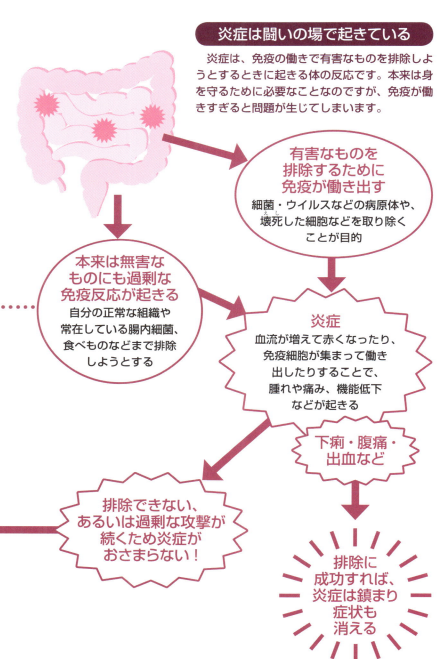

そもそもの原因は複合的なもの

潰瘍性大腸炎やクローン病の発症には、いくつかの要因が複合的にかかわっていると考えられています。

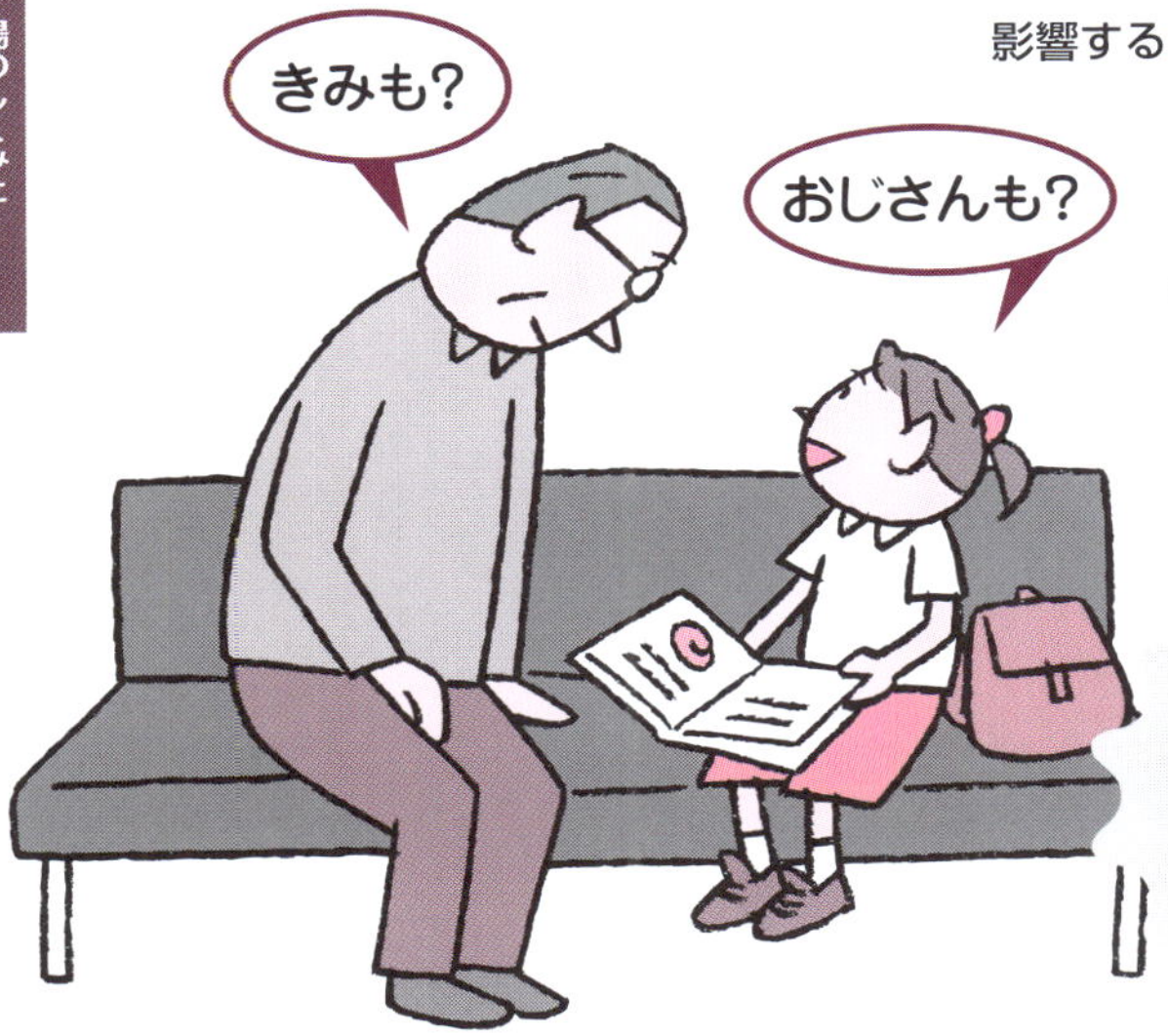
きみも?
おじさんも?

発症年齢もいろいろ。原因は 1 つに特定できない

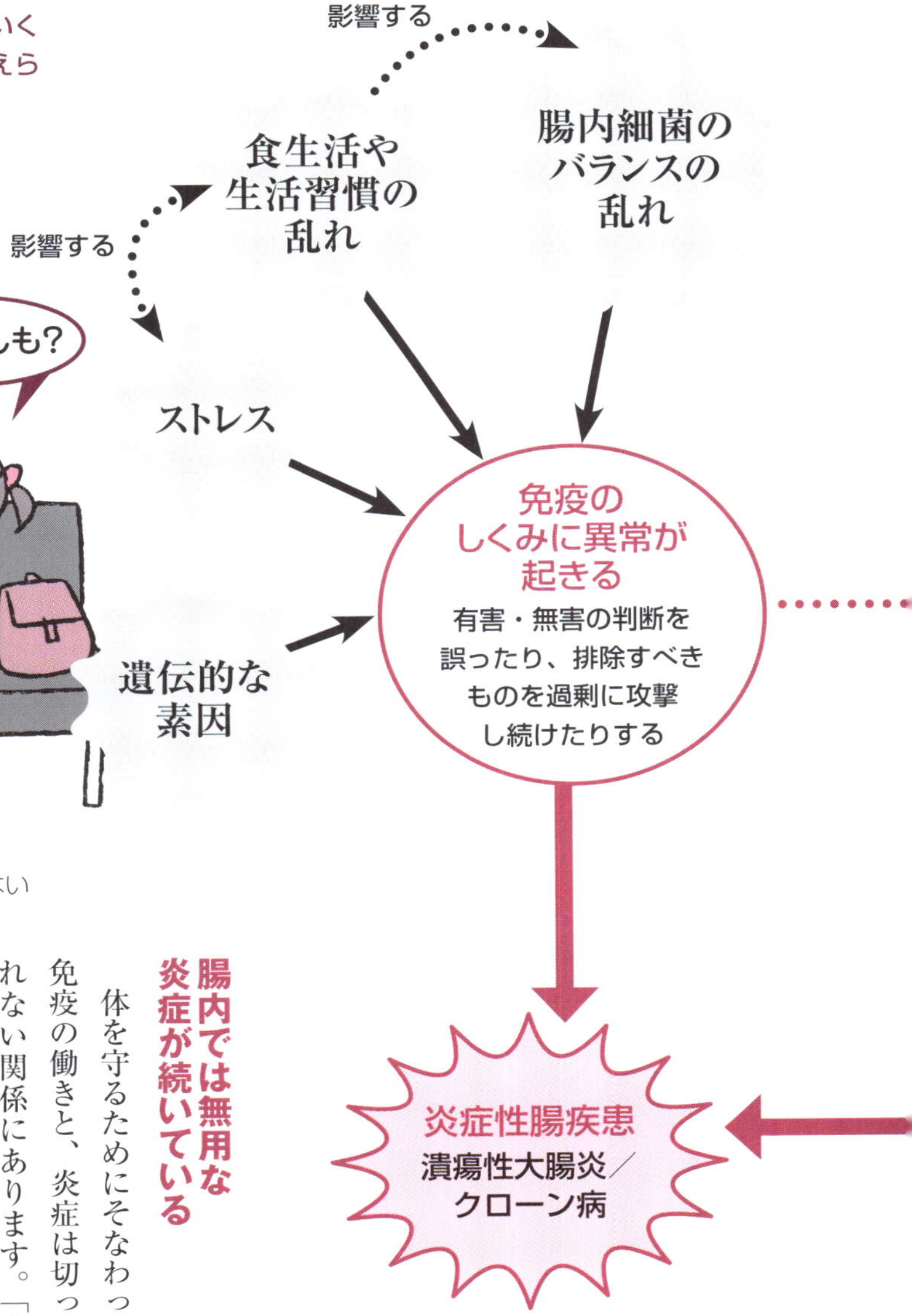
影響する
影響する
食生活や生活習慣の乱れ
腸内細菌のバランスの乱れ
ストレス
遺伝的な素因
免疫のしくみに異常が起きる
有害・無害の判断を誤ったり、排除すべきものを過剰に攻撃し続けたりする
炎症性腸疾患
潰瘍性大腸炎／クローン病

腸内では無用な炎症が続いている

体を守るためにそなわっている免疫の働きと、炎症は切っても切れない関係にあります。「身を守る」という本来の目的を超え、免疫が過剰に働き出すと無用な炎症が続くことになります。これがまさに潰瘍性大腸炎やクローン病の腸で起きていることです。

そもそもなぜ免疫が過剰に働いてしまうのか、根本的な原因ははっきりしていません。さまざまな要因の重なりが影響していると考えられています。

これからどうなる?

症状には波がある。落ち着いても油断できない

潰瘍性大腸炎やクローン病は、炎症がひどくなる活動期と、炎症が落ち着く寛解期《かんかいき》をくり返す性質があります。症状が落ち着いたからといって「治った」とはいえないのです。

楽になっても油断できない

潰瘍性大腸炎やクローン病でみられる炎症は、つねに同じ状態というわけではありません。自然に落ち着いても、いずれまた炎症が生じることになるのが一般的です。

そのため、炎症が鎮まって症状が消えた状態でも「完治」とはいわず、「寛解」と呼びます。

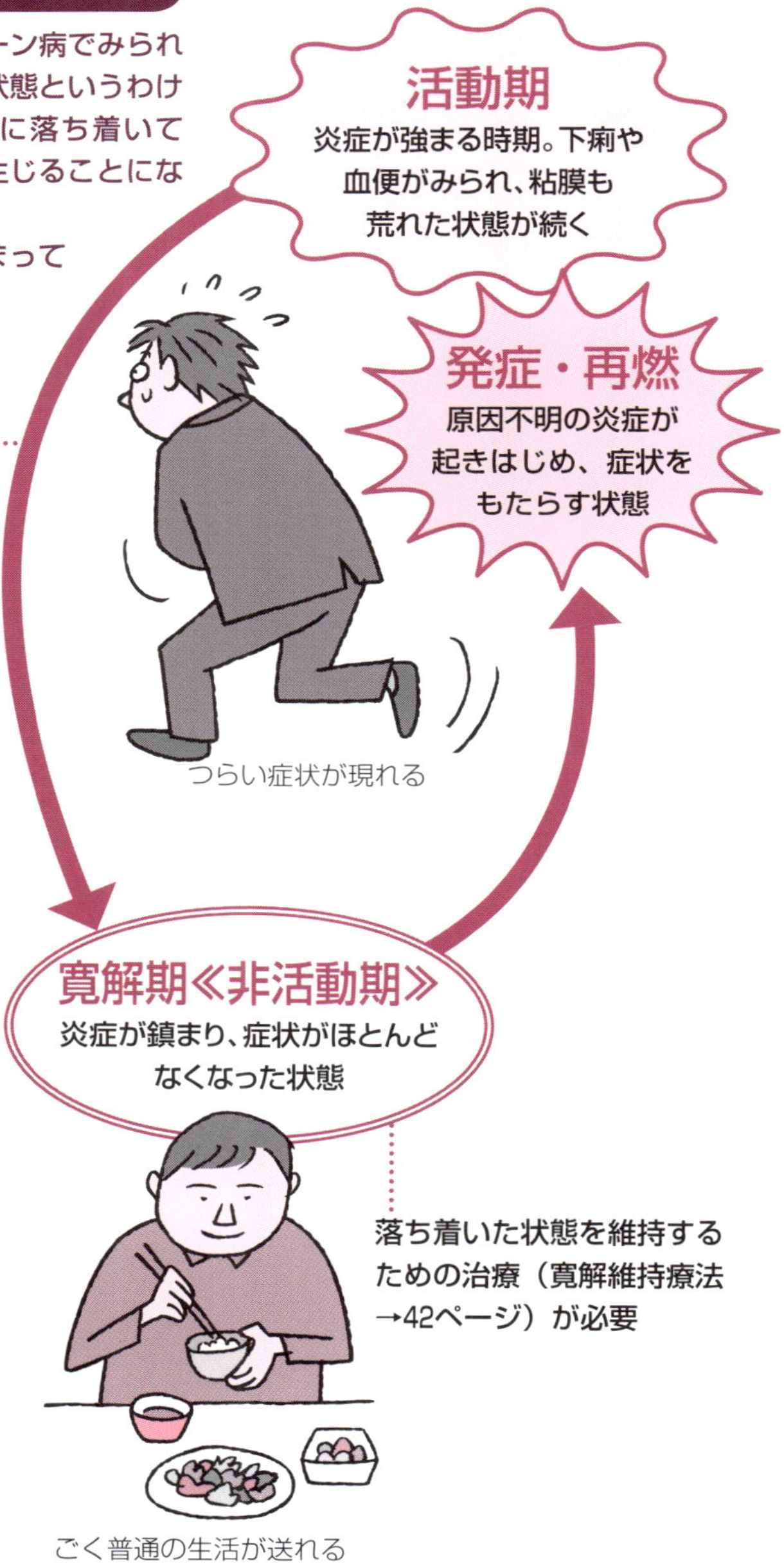

活動期
炎症が強まる時期。下痢や血便がみられ、粘膜も荒れた状態が続く
発症・再燃
原因不明の炎症が起きはじめ、症状をもたらす状態
つらい症状が現れる
炎症の程度が軽ければ自然におさまることもあるが、多くの場合、炎症を抑え、つらい症状を改善するための治療（寛解導入療法→42ページ）が必要
寛解期《非活動期》
炎症が鎮まり、症状がほとんどなくなった状態
落ち着いた状態を維持するための治療（寛解維持療法→42ページ）が必要
ごく普通の生活が送れる

炎症のくり返しは腸の傷を深くする

腸の組織は生まれ変わりのサイクルが非常に短く、数日単位で古い細胞は剝がれ落ち、新しい細胞

再燃をくり返せばダメージは大きくなる

症状の波のくり返しは不快であるだけでなく、しだいに以前と同じ治療では症状を抑えにくくなる場合もあります。症状が落ち着いた状態を保ち、再燃を防ぐ取り組みが重要です。

▼経過のイメージ

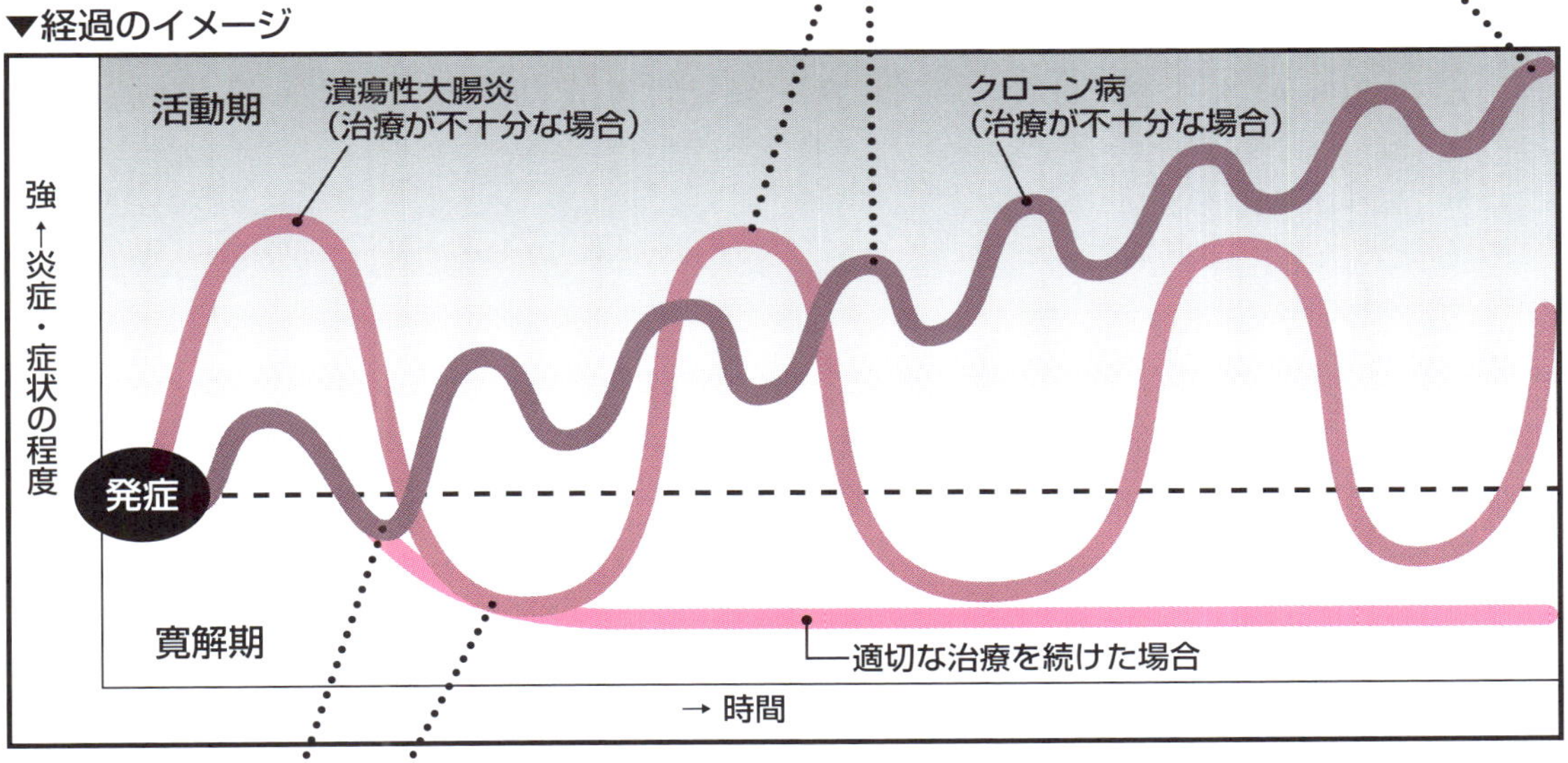

再燃をくり返すうちに、より強い薬を使わないと炎症が鎮まらなくなることも
炎症がくり返されることで合併症が発生する危険性も高まる
活動期
潰瘍性大腸炎（治療が不十分な場合）
クローン病（治療が不十分な場合）
強←炎症・症状の程度
発症
寛解期
適切な治療を続けた場合
→時間
症状がなくなっても完治したわけではない。治療をやめれば再燃する
適切な治療を続け、炎症が起きない状態を長く保つことが大切

に置き換わっていきます。長引く炎症により粘膜が傷つき、この生まれ変わりがうまくいかなくなると、腸にできた傷は治りにくくなり、潰瘍などができてしまいます。傷が深くまで及ぶと、さまざまな腸の合併症（→38ページ）が生じるおそれも高まります。

　強い炎症が長く続いたり、何度も炎症をくり返したりすることは、つらい症状を引き起こすだけでなく、腸そのものに大きなダメージを与えます。炎症を鎮めるとともに、炎症が再び起きないように治療を続けていく必要があります。

これからどうなる？

悪化すると腸や全身に合併症が現れるおそれも

脅かすわけではありませんが、長引く炎症を放っておくと腸にも全身にもさまざまな症状が生じやすくなります。現れた症状それぞれに対して治療が必要になることもあります。

起こるかもしれない合併症

潰瘍性大腸炎やクローン病で現れることがある合併症は、腸に生じるものと、腸以外の部位にみられるものがあります。

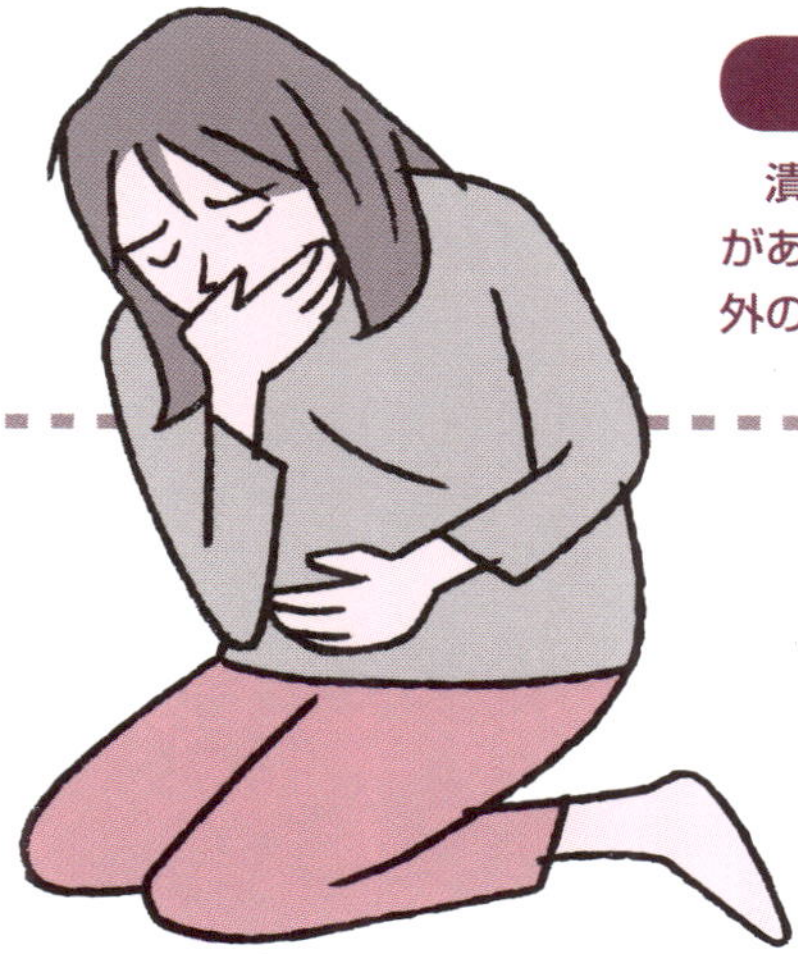

腸に深刻な合併症が生じると、吐き気や激痛、発熱などが起きてくる

腸に生じやすい合併症
腸管合併症

腸の炎症が長引くことで、粘膜だけでなく腸管そのものに問題が生じてしまうことがあります。腸管合併症が生じた場合には、手術などの処置が必要になります。

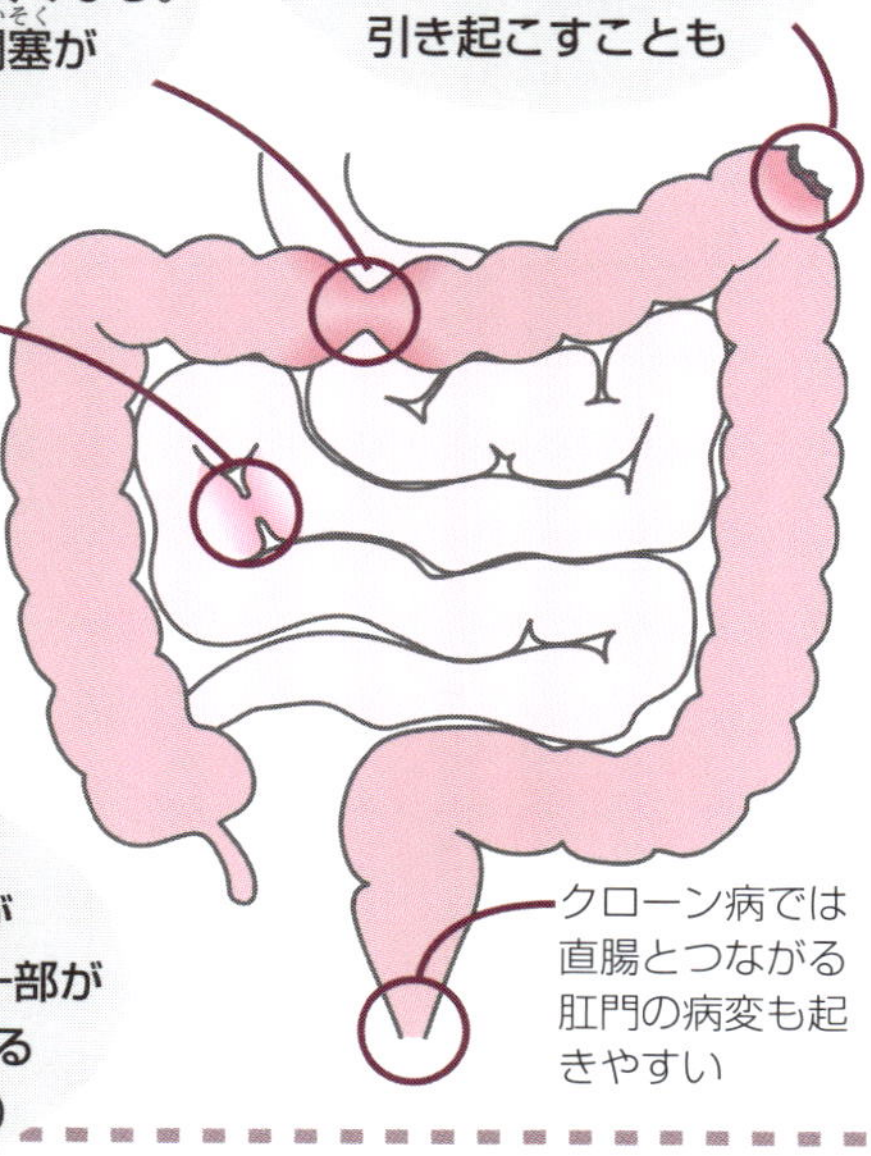

クローン病では直腸とつながる肛門の病変も起きやすい

狭窄《きょうさく》

炎症のくり返しで粘膜がひきつれ、腸管の一部が狭くなる。狭窄部分が詰まり、閉塞《へいそく》が起きることも

穿孔《せんこう》

腸壁に孔が開いた状態。放っておくと内容物がもれ出し、腹膜炎を引き起こすことも

ろう孔《こう》

腸管どうし、あるいは腸管と接するほかの臓器とがつながってトンネル状になった状態

このほか、大量出血が起きたり、大腸の動きが止まってガスがたまり、腸の一部がふくらんで巨大化したりすることもある（→68 ページ）

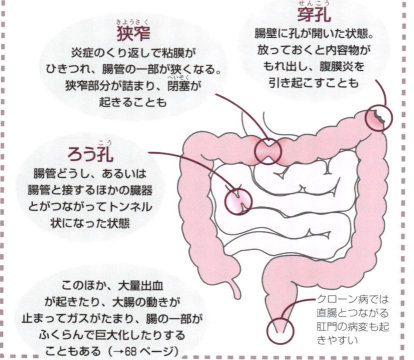

しっかり治療して合併症を防ぐ・治す

潰瘍性大腸炎やクローン病では、炎症が起きている腸だけでなく、過剰な免疫反応を背景に全身にもさまざまな合併症が生じることがあります。

ただ、合併症はすべての患者さんに必ずみられるわけではありません。腸の状態を落ち着かせ、炎症が起きにくい状態を維持することで、多くの患者さんは合併症に苦しむことなく過ごせます。

まずは腸の症状そのものを改善していくことが合併症の予防につながります。また、合併症が生じた場合も、それぞれの症状に対応するだけでなく、潰瘍性大腸炎やクローン病の治療をしっかりおこなうことが全身の状態を改善していくポイントです。

全身に起きるおそれのある合併症 腸管外合併症

重症の患者さんは、全身症状もかかえがちです。心配な症状があれば、まずは主治医に相談してみましょう。

それぞれの症状を抑えるために薬物療法などをおこないますが、もとにある潰瘍性大腸炎やクローン病そのものを落ち着かせることが重要です。

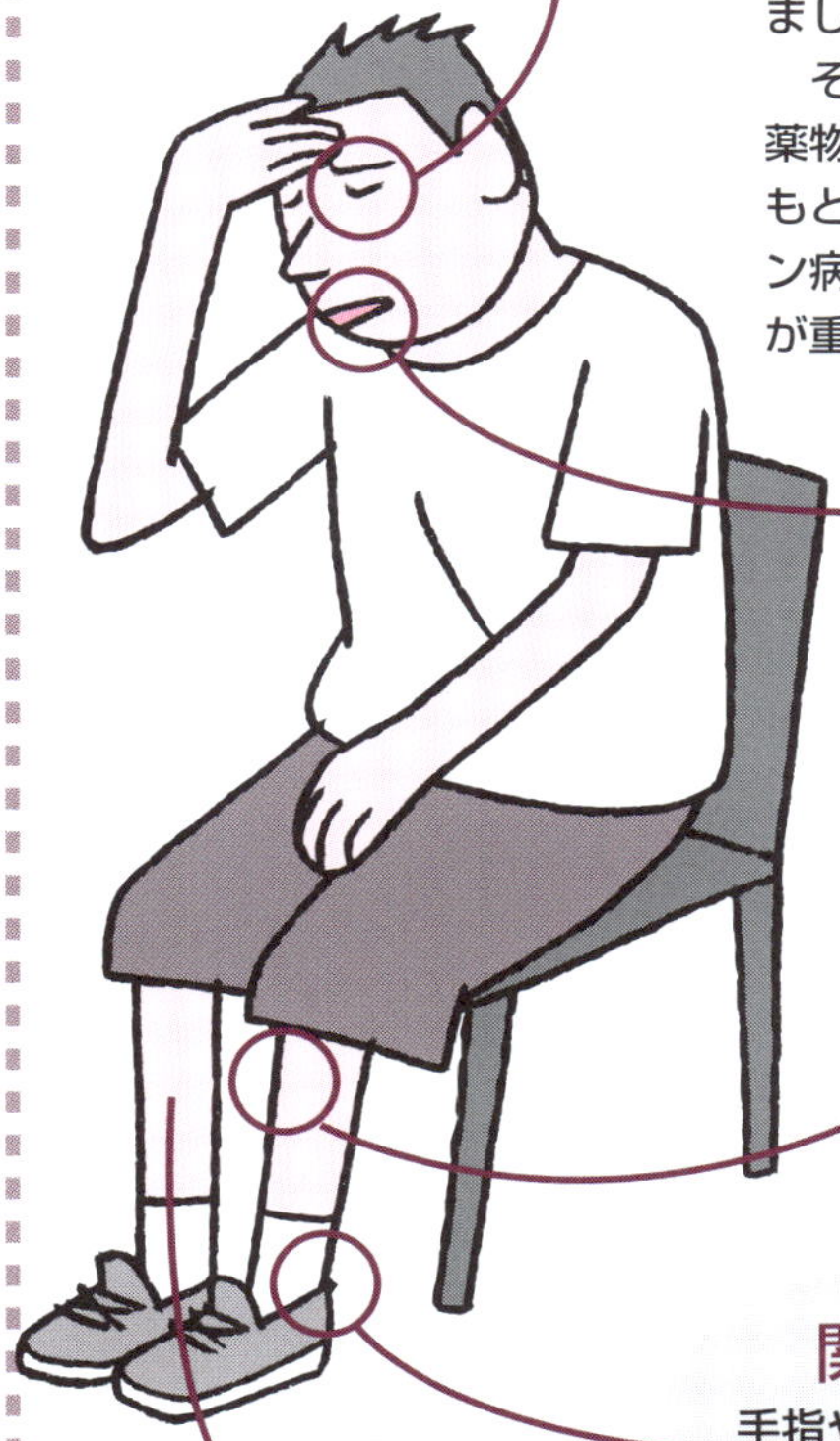

目の症状
眼球を包む膜や虹彩《こうさい》（黒目）が炎症を起こし、強い痛みやまぶしさ、充血などが生じる
アフタ性口内炎
舌や歯肉に白っぽく浅い潰瘍ができる
結節性紅斑《けっせつせいこうはん》
痛みを伴う赤い腫れ。すねや足首に生じやすい
関節炎
手指や膝、足首の関節が腫れ、痛む
壊疽性膿皮症《えそせいのうひしょう》
皮膚が膿み、放置すると深い潰瘍をつくる皮膚病変

このほか、胆石や尿管結石、静脈血栓などがみられることもある

COLUMN

便に含まれている腸内細菌が治療に役立つ!?

便の中にも膨大な数の腸内細菌が存在する

するりと出てくるバナナ状の便の場合、七〜八割は水分で、固形成分はせいぜい三割程度です。固形成分のうち、消化できずに排出される食べかすは三分の一程度。残りは腸内細菌や古くなった腸の細胞などが占めています。腸内細菌の量の膨大さ、腸の新陳代謝のサイクルの速さが、便の成分にも反映されているといえるでしょう。

「糞便移植」の効果はまだはっきりしていない

便に含まれる生きた腸内細菌を、治療に役立てようという試みもあります。健康な人の便を患者さんの腸内に投与する「糞便移植」により、腸内細菌のバランスが変わり、病状によい変化が起こるのではないかという期待のもと、研究が進められています。

しかし、効果についてははっきりしていません。効果があったとしても、標準的な治療と認められるまでには、投与する量、回数、投与のしかた、便を提供してくれる人を選ぶ基準などを明確にしていく必要があります。結論が出るまでには時間がかかりそうです。

▼糞便移植の進め方の例

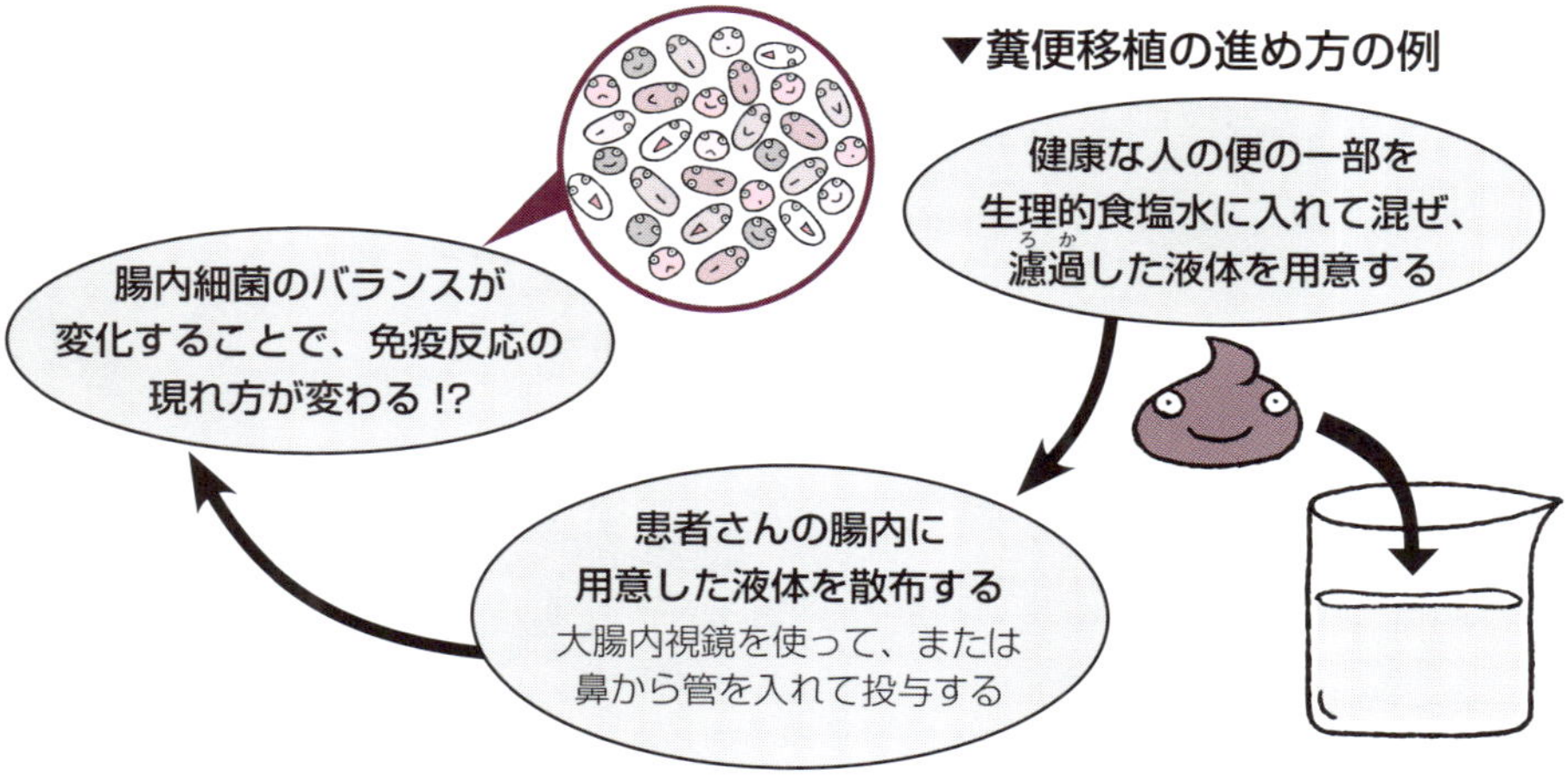

健康な人の便の一部を生理的食塩水に入れて混ぜ、濾過《ろか》した液体を用意する
患者さんの腸内に用意した液体を散布する
大腸内視鏡を使って、または鼻から管を入れて投与する
腸内細菌のバランスが変化することで、免疫反応の現れ方が変わる!?

3

炎症を止める!
薬物療法最前線

潰瘍性大腸炎やクローン病の症状を落ち着かせるには
腸の炎症を止めなければなりません。
近年、新しい治療薬が次々に登場しています。
病状に合わせて適切な薬を使い続けることが大切です。

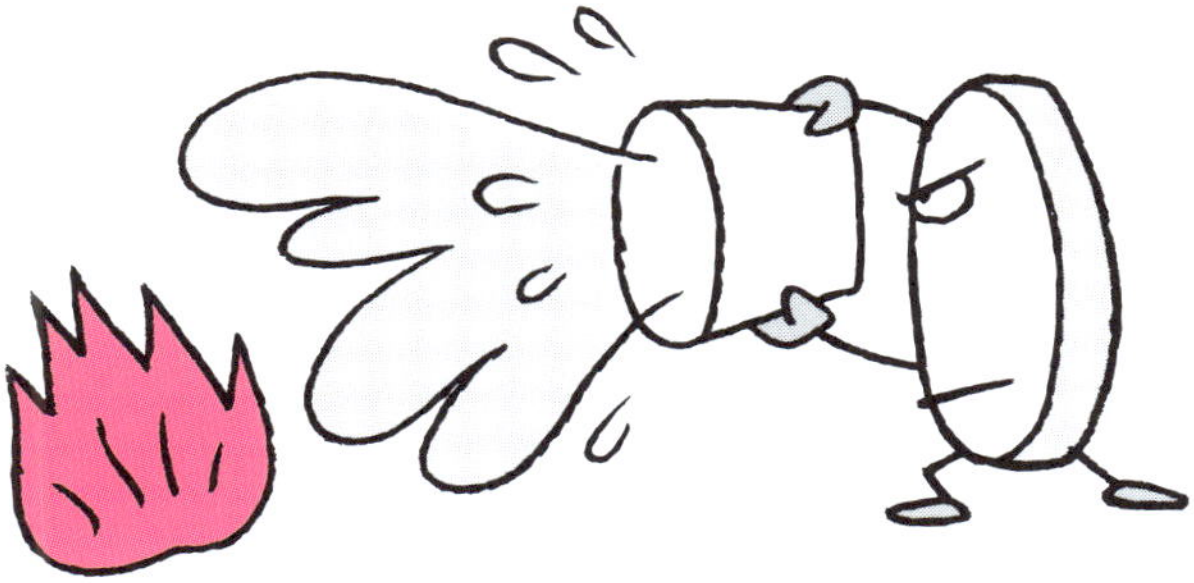

治療の目標

症状のない状態を維持して粘膜の正常化へ

潰瘍性大腸炎やクローン病の治療は、症状を抑えるだけでなく、炎症が起きにくい状態にしていくことが重要です。薬物療法を中心に、さまざまな方法で状態の改善をはかります。

目標は2段階

症状を抑えるという当面の目標が達成されても、そこで治療終了とはいきません。荒れた粘膜の状態を改善するという、より高い目標に向けて治療を続けることが大切です。

激しい症状を抑える 寛解導入療法

炎症が強く、症状が激しいときには、できるだけ時間をかけずに炎症を抑える治療が必要です。炎症が鎮まるとともに症状も弱まります。

炎症が起きない状態を維持する 寛解維持療法

炎症が鎮まり、症状が消えたあとも、その状態を保つためには治療を続けることが必要です。炎症がない状態が続けば、粘膜にできた傷も徐々に修復され、粘膜はきれいな状態に戻っていくこともあります。

自覚症状がなくなる（臨床的寛解）

粘膜の病変が消える（内視鏡的寛解）

よりハイレベルな目標を目指そう！

薬物療法の進歩で高い目標も実現可能に

当面の治療目標は、腸の炎症を抑えて症状の改善をはかること。そのための治療は寛解導入療法といわれます。炎症や症状が落ち着いたら、次はその状態を維持するための治療、すなわち寛解維持療法をおこなっていきます。

腸にできた潰瘍などの病変は、炎症が落ち着いたからといってすぐに消えるわけではありません。ただ、寛解が長く続けば、内視鏡で見ても正常な腸と変わらない、きれいな粘膜に戻る可能性は高くなります。年々、薬物療法は進歩しており、今では内視鏡的寛解を目指すことも現実的な目標となってきています。

目標達成のしかたはいろいろある

潰瘍性大腸炎やクローン病の治療で柱となるのは薬物療法です。クローン病では、栄養療法も重要な役割を果たします。

多くの患者さんはこれだけで目標を達成できますが、なかには手術などが必要になる人も。それぞれ組み合わせは異なりますが、同じ目標に向けて治療に取り組んでいきましょう。

薬物療法
栄養療法
その他（血球成分除去療法）
手術

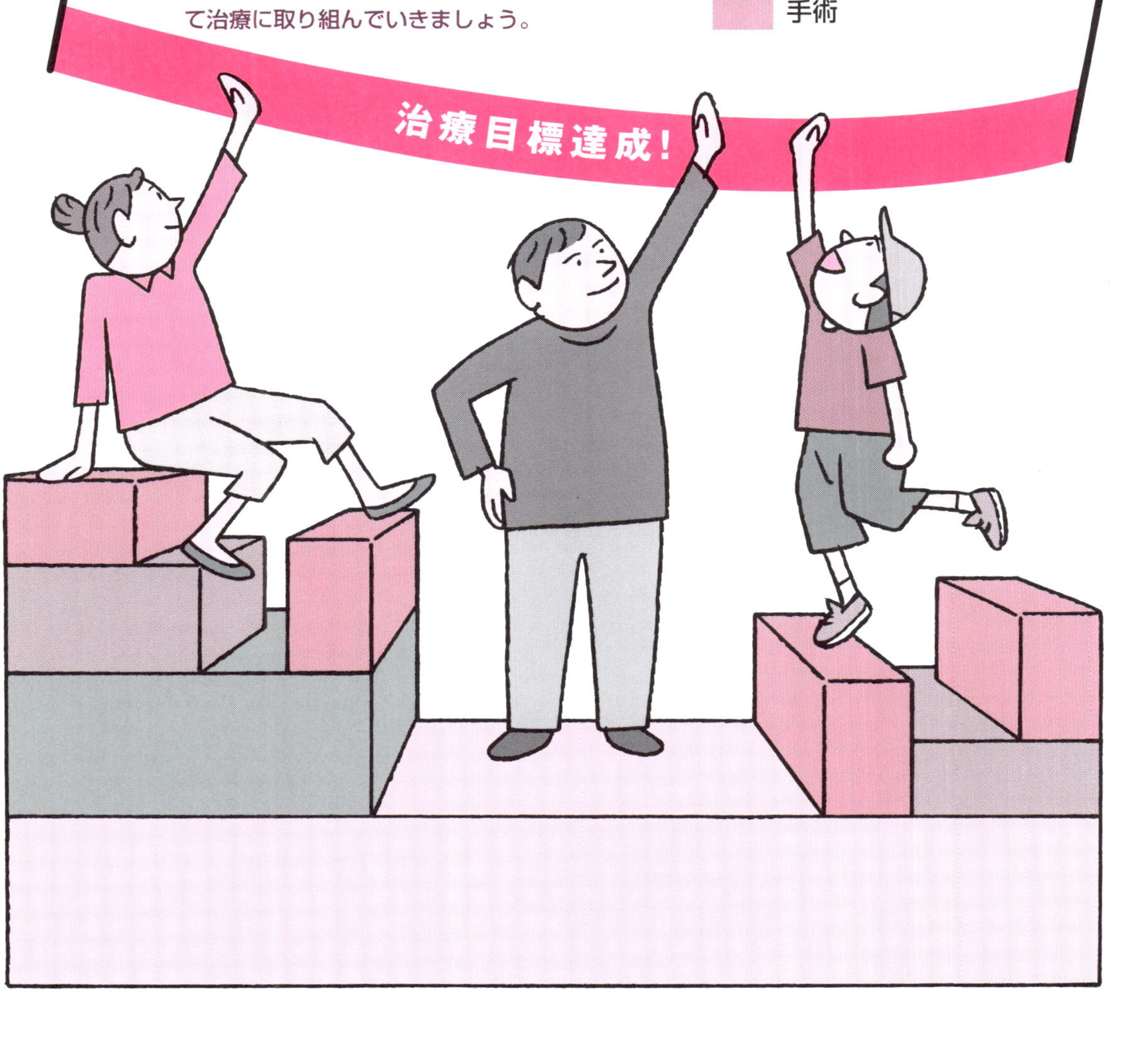

治療の原則

病状に合わせて適切な薬を使い続ける

治療の柱となる薬物療法。治療薬にはいくつかの種類があり、働き方も強さもいろいろです。それぞれの病状に合わせて適切な薬を使い続けていきます。

薬にはそれぞれ個性がある

治療薬の種類はいろいろ。役割も強さも異なります。どんな薬を用いるかは炎症の強さ、広がりなどによって変わってきます。

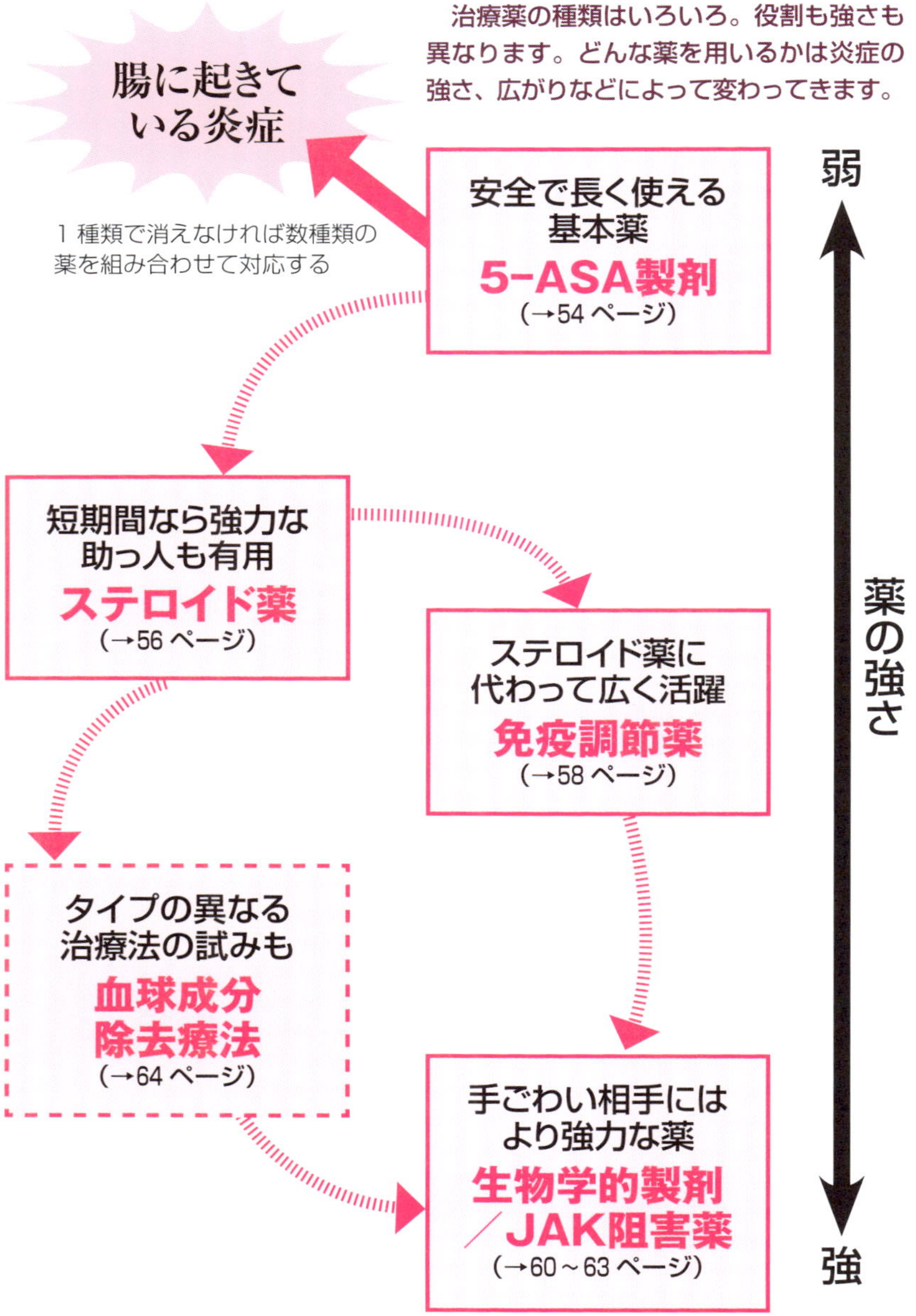

腸に起きている炎症
1 種類で消えなければ数種類の薬を組み合わせて対応する
安全で長く使える基本薬
5-ASA製剤
(→54 ページ)
短期間なら強力な助っ人も有用
ステロイド薬
(→56 ページ)
ステロイド薬に代わって広く活躍
免疫調節薬
(→58 ページ)
タイプの異なる治療法の試みも
血球成分除去療法
(→64 ページ)
手ごわい相手にはより強力な薬
生物学的製剤／JAK阻害薬
(→60～63 ページ)
弱
薬の強さ
強

剤型の工夫でより効果的に

治療に用いる薬は、投与方法もいろいろです。それぞれの持ち味を最大限にいかすために、適切な剤型のものを使い、効果的に治療していきます。

飲んで届ける
経口剤（内服薬）

生物学的製剤以外は経口剤がある。腸で溶けて直接患部に作用したり、薬の成分が吸収され、血中濃度が高まることで効果を発揮したりする

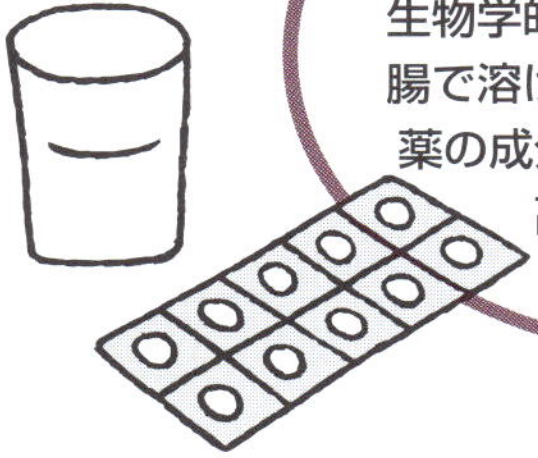

薬を飲むだけでコントロールできる人も多い

おしりから入れる
注腸剤／坐剤

肛門に近い直腸や下行結腸（左側大腸）などに病変がある場合には、局所治療として 5-ASA 製剤やステロイド薬をおしりから入れることがある

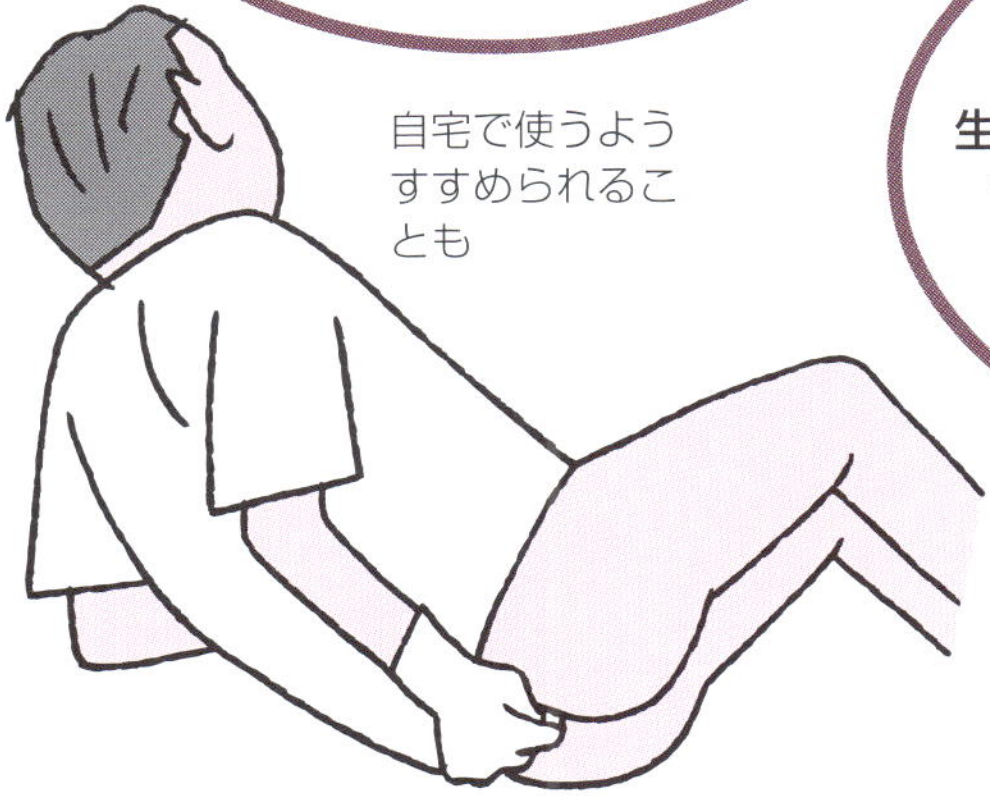

自宅で使うようすすめられることも

血液中に入れる
注射／点滴（静注）

生物学的製剤（抗 TNF-α 抗体製剤）はすべて注射または点滴で投与する。ステロイド薬は投与量が多い場合に点滴することがある

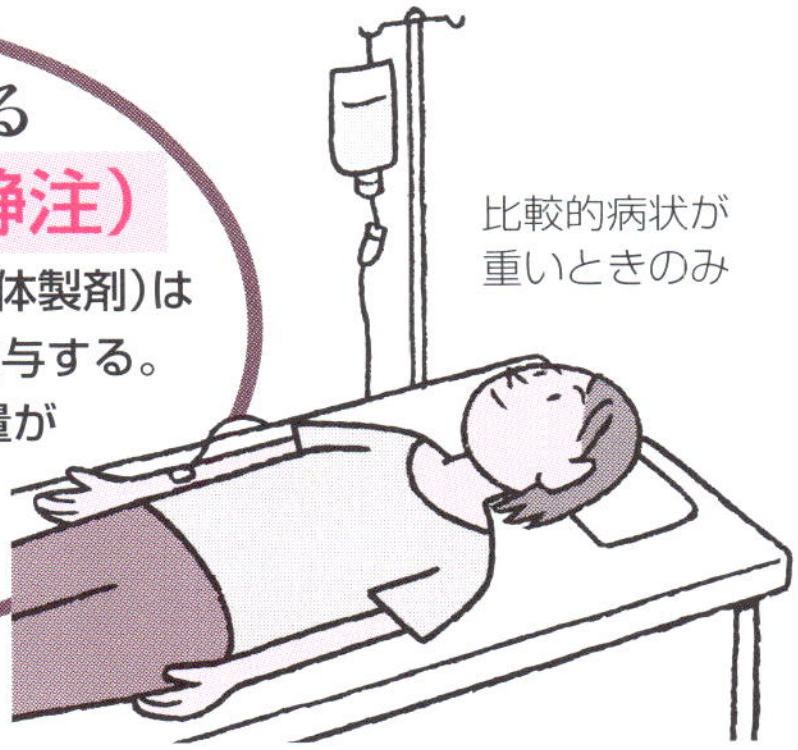

比較的病状が重いときのみ

すべての人に強い薬が必要なわけではない

近年、治療薬の種類が増え、強力な薬も使えるようになったことで、炎症性腸疾患は十分にコントロール可能な病気となってきています。潰瘍性大腸炎の大半は薬だけでよい状態を維持できますし、潰瘍性大腸炎にくらべると炎症が深くなりやすいクローン病も、手術を必要とするような合併症を起こさずにすむ患者さんが増えてきています。

治療薬の選択肢が増えた分、個々の患者さんの状態に合わせて適切な薬を選び、正しく使うことが重要です。基本的な薬だけで状態が落ち着く人も多くいます。だれもが強い薬を使う必要はありません。

きちんと治療を受けているかぎり、問題なく過ごせます。安心して治療に取り組んでいきましょう。

タイプと病期、重症度を確認しておこう

同じ病気でも、炎症が及んでいる範囲や病気の勢い、症状の程度などによって治療のしかたは変わってきます。病状をどのように判断するのかを知り、現状の把握につとめましょう。

潰瘍性大腸炎の病状の見方

どんな薬をどのように使うかなど、治療方針を決めるには病状の確認が必要です。潰瘍性大腸炎は、３つの側面からタイプ分類をすることで現状が把握しやすくなります。

（厚生労働省「潰瘍性大腸炎診断基準（2018 年 1 月改訂）」による）

病型分類

病変の広がり方を確認

一般的には直腸炎型から始まります。病変がどこまで広がっているかで、効果的な治療薬の剤型などが異なります。

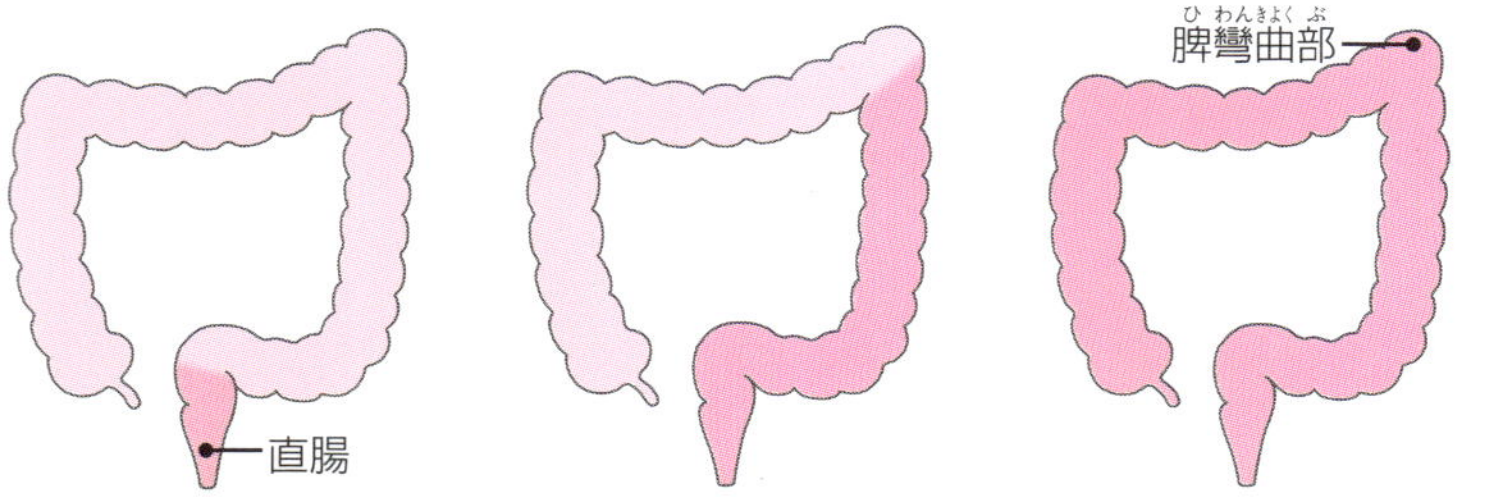

20～30%	30～40%	30～40%
直腸炎型	**左側大腸炎型**	**全大腸炎型**
病変は直腸のみにみられるタイプ	病変が体の左側に限定されているタイプ	脾彎曲部を越えて病変が広がっているタイプ

（注）クローン病との区別がむずかしい「右側あるいは区域性大腸炎」もまれにある

病期分類

病気の勢いをみる

活動期と寛解期では治療内容が異なります。寛解といえるかどうかは、自覚症状だけでなく内視鏡でみた粘膜の状態もあわせて判断します。

活動期
血便があり、内視鏡でみると粘膜のむくみ、出血しやすさ、びらん、潰瘍などを認める状態

寛解期（非活動期）
血便がなくなり、内視鏡でみた粘膜の様子も改善、血管が透けて見える正常な状態に回復

	重症	中等症	軽症
排便回数	1日6回以上	重症と軽症との中間	1日4回以下
血便	(+++)		(+)〜(−)
発熱	37.5℃以上		(−)
頻脈	90／分以上		(−)
貧血	ヘモグロビン10g/dL以下		(−)
赤沈	30㎜/h以上		正常

重症のなかでもとくに重い症状（血性下痢が１日15回以上、強い腹痛、白血球の増多、38℃以上の発熱が続くなど）は**劇症**といわれる。手術を必要とすることも少なくない

重症度分類

症状の程度を把握する

治療内容に大きくかかわる分類です。重症化するにしたがい、より強い薬を使った治療が必要になります。

基本的には通院治療でよい

潰瘍性大腸炎の大半を占める軽症・中等症の場合、内服薬、注腸剤などを毎日使うことは必要ですが、入院の必要はありません。

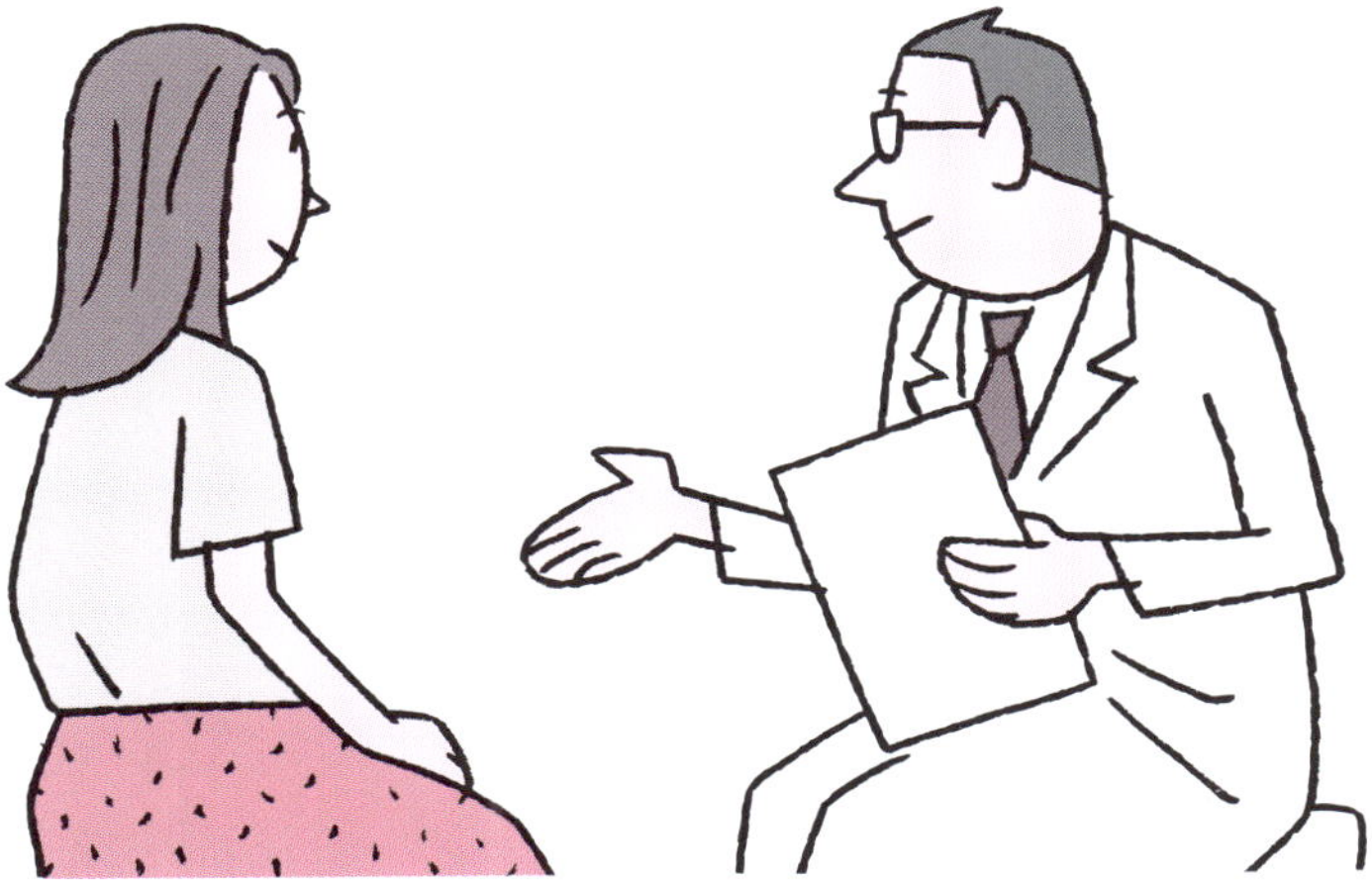

定期的に通院し、状態に合った治療を続ける

潰瘍性大腸炎の約七割は軽症

治療を始めるに際しては、大腸の状態をきちんと把握し、病変の広がりなどを確認しておくことが必要です。

症状からみた重症度は約七割が軽症で、入院を必要とするような重症、劇症例は数パーセントです。それぞれのタイプに応じて、適切な治療を続けていきましょう。

大半は軽症。多くは薬だけでコントロール可能

潰瘍性大腸炎の治療に用いられる薬にはさまざまなものがありますが、一種類の基本薬のみでコントロールできている患者さんも少なくありません。

潰瘍性大腸炎の治療の進め方

症状の原因が潰瘍性大腸炎とわかったら、さっそく治療を始めます。早い段階でしっかり治療して、炎症を悪化させないことが大切です。

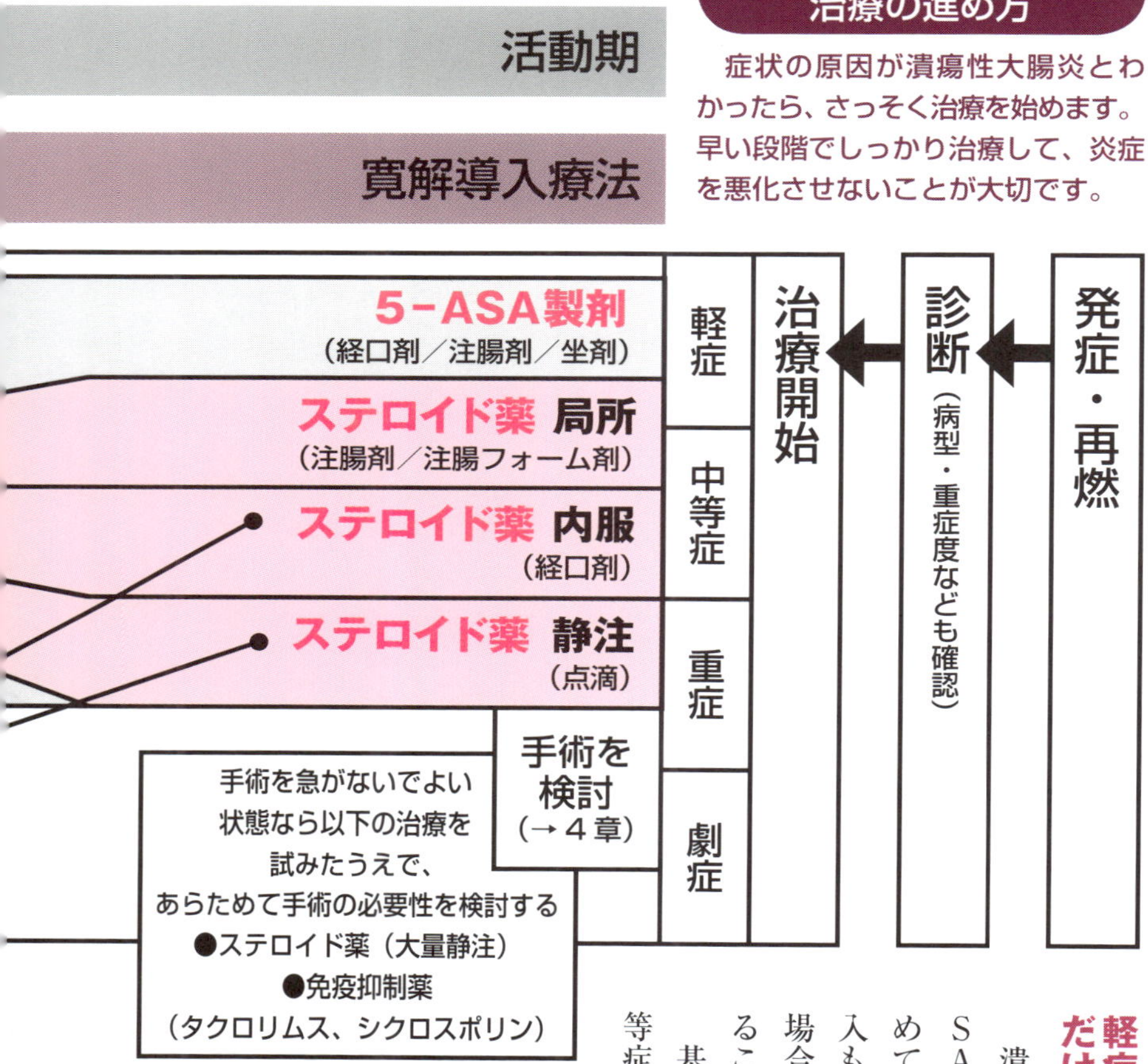

活動期
寛解導入療法
発症・再燃
診断（病型・重症度なども確認）
治療開始
軽症
中等症
重症
劇症
5－ASA製剤
（経口剤／注腸剤／坐剤）
ステロイド薬 局所
（注腸剤／注腸フォーム剤）
ステロイド薬 内服
（経口剤）
ステロイド薬 静注
（点滴）
手術を検討
（→４章）
手術を急がないでよい状態なら以下の治療を試みたうえで、あらためて手術の必要性を検討する
●ステロイド薬（大量静注）
●免疫抑制薬
（タクロリムス、シクロスポリン）

軽症なら基本薬だけで改善可能

潰瘍性大腸炎の治療は、５－ＡＳＡ製剤という基本薬を中心に進めていきます。軽症なら、寛解導入も寛解維持も基本薬だけですむ場合が多いので、むやみに心配することはありません。

基本薬だけでは改善しにくい中等症以上の患者さんには、ステロイド薬を使用することもあります。ステロイド薬は、効果が薄ければ早めに見切りをつけること、効果があっても長く使わないことが大切です。

重症の患者さんに対してはより強力な薬を使い、状態を改善していきます。

寛解期（非活動期）

寛解維持療法

寛解状態を保つために毎日の服薬が必要

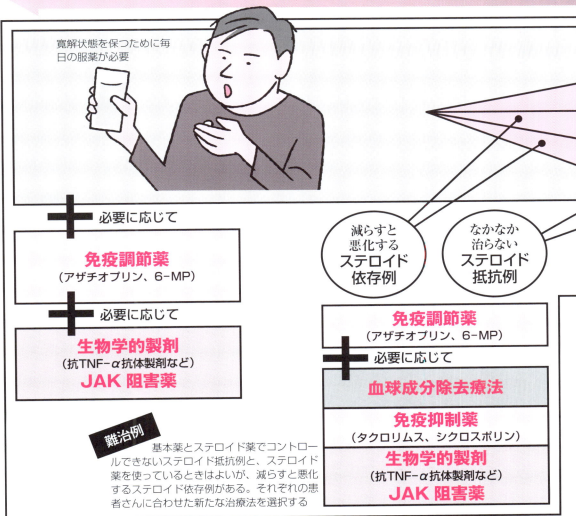

＋ 必要に応じて

免疫調節薬
（アザチオプリン、6-MP）

＋ 必要に応じて

生物学的製剤
（抗TNF-α抗体製剤など）
JAK 阻害薬

減らすと悪化する ステロイド依存例

なかなか治らない ステロイド抵抗例

免疫調節薬
（アザチオプリン、6-MP）

＋ 必要に応じて

血球成分除去療法

免疫抑制薬
（タクロリムス、シクロスポリン）

生物学的製剤
（抗TNF-α抗体製剤など）
JAK 阻害薬

難治例
基本薬とステロイド薬でコントロールできないステロイド抵抗例と、ステロイド薬を使っているときはよいが、減らすと悪化するステロイド依存例がある。それぞれの患者さんに合わせた新たな治療法を選択する

（厚生労働省「潰瘍性大腸炎治療指針（2018年3月改訂）」をもとに作成）

合併症の有無、程度も治療方針にかかわってくる

クローン病は、症状の程度だけでなく、腸や肛門に出やすい合併症の有無や程度の確認も必要です。合併症に対しては、腸の治療とは別に治療を進める必要もあります。

クローン病の病状の見方

クローン病に対してどのような治療をおこなっていくかは、主に重症度によって決まります。重症度には合併症の有無もかかわってきます。

（厚生労働省「クローン病診断基準（2018年1月改訂）」による）

病型分類

病変のある部位を確かめる

クローン病の大半は小腸に病変がみられますが、なかには大腸のみということもあります。小腸に病変がある場合には、栄養療法が有効です。

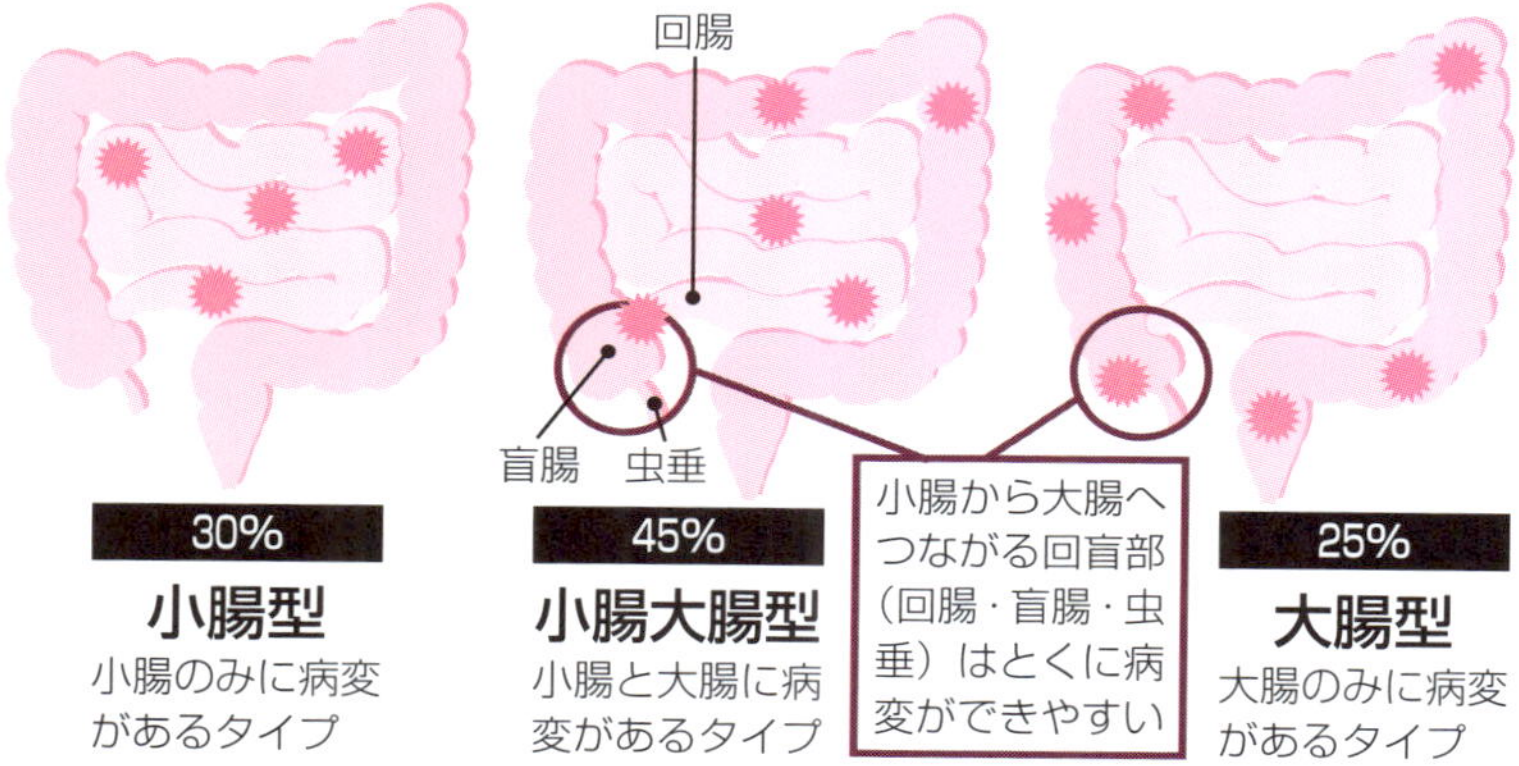
回腸
盲腸
虫垂
30%
小腸型
小腸のみに病変があるタイプ
45%
小腸大腸型
小腸と大腸に病変があるタイプ
小腸から大腸へつながる回盲部（回腸・盲腸・虫垂）はとくに病変ができやすい
25%
大腸型
大腸のみに病変があるタイプ

重症度分類

	CDAI	合併症	炎症(CRP値)	治療反応
軽症	150−220	なし	わずかな上昇	
中等症	220−450	明らかな腸閉塞などなし	明らかな上昇	軽症治療に反応しない
重症	450<	腸閉塞、膿瘍など	高度上昇	治療反応不良

病気の勢いや合併症の有無をみる

症状や合併症の有無・程度、炎症の程度などから重症度を判断します。小腸のみに病変がある場合などは、炎症の程度が強くても下痢などの激しい症状がみられないこともあるため、総合的な判断が必要です。

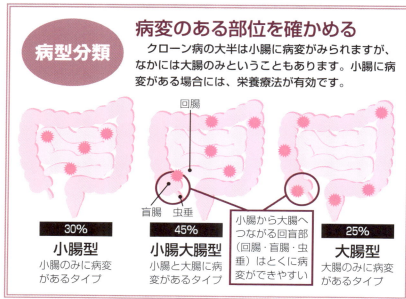

病状に即した適切な治療を続ける

クローン病の炎症は、腸壁の深くまで進みやすい傾向があります。そのため、病状の悪化を防ぐには、発症早期から積極的に治療をおこない、すばやく炎症を鎮めることが重要です。

一般に、クローン病はよい時期・悪い時期のくり返しがあります。再燃が生じたときにも早め早めに対応していきましょう。こうした対応が、合併症の発生を抑えることにもつながります。

入院になることも

軽症の患者さんは通院治療でよい状態を維持できますが、中等症以上の場合、状態が落ち着くまで、入院治療が必要になることもあります。

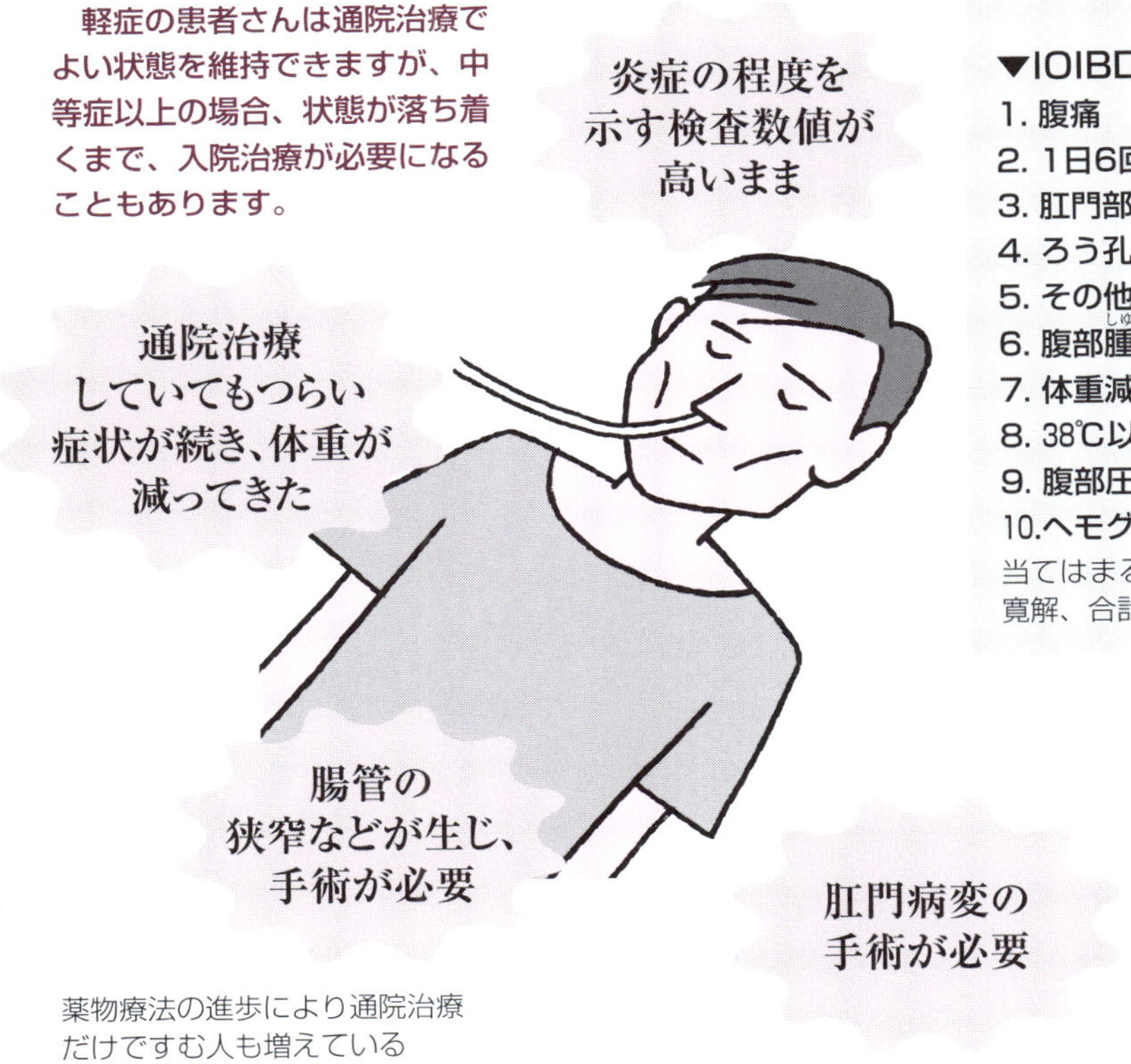
炎症の程度を示す検査数値が高いまま
通院治療していてもつらい症状が続き、体重が減ってきた
腸管の狭窄などが生じ、手術が必要
肛門病変の手術が必要

薬物療法の進歩により通院治療だけですむ人も増えている

病気の勢いを示す指標

重症度分類の基準の１つであるCDAI（Crohn's Disease Activity Index）は、過去１週間の症状や、合併症の数、腹部の腫れ、貧血や体重減少の程度などを点数化し、一定の計算式にしたがって出す指数です。150以下になれば寛解と判断できますが、計算式が複雑です。

このほかIOIBDスコアという指数もあります。日常的に病状を確認するにはこちらが簡便です。

▼IOIBDスコアの求め方

1. 腹痛
2. 1日6回以上の下痢あるいは粘血便
3. 肛門部病変
4. ろう孔
5. その他の合併症
6. 腹部腫瘤《しゅりゅう》
7. 体重減少
8. 38℃以上の発熱
9. 腹部圧痛
10. ヘモグロビン濃度が 10g/dL以下

当てはまる項目は各1点。0～1点は臨床的寛解、合計2点以上なら活動性と判断する

クローン病の治療

腸だけでなく肛門病変などの治療も必要に

潰瘍性大腸炎にくらべるとクローン病は炎症の程度が強い場合が多く、合併症が生じる例も少なくありません。各自の病状に合わせてしっかり治療していきます。

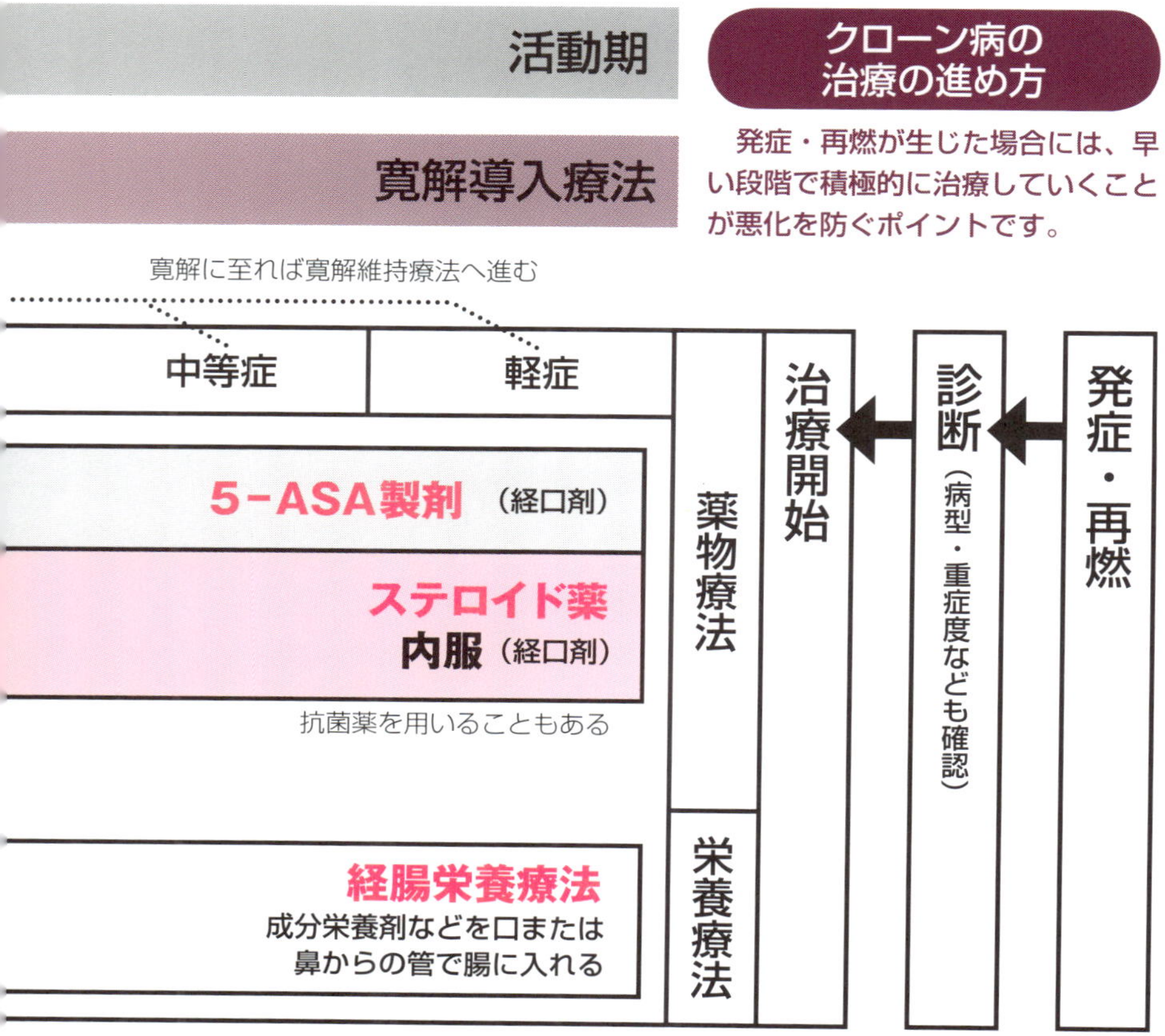

クローン病の治療の進め方
発症・再燃が生じた場合には、早い段階で積極的に治療していくことが悪化を防ぐポイントです。
発症・再燃
診断（病型・重症度なども確認）
治療開始
薬物療法
栄養療法
軽症
中等症
活動期
寛解導入療法
寛解に至れば寛解維持療法へ進む
5-ASA製剤（経口剤）
ステロイド薬
内服（経口剤）
抗菌薬を用いることもある
経腸栄養療法
成分栄養剤などを口または鼻からの管で腸に入れる

炎症を抑えることは合併症の予防にもなる

クローン病の寛解導入療法は、薬物療法と栄養療法を並行しておこなっていくのが基本です。

薬物療法では、潰瘍性大腸炎と同様にまずは基本薬の5-ASA製剤を使用します。しかし、これだけでは炎症を抑えられないことも少なくありません。その場合には、ステロイド薬や、免疫調節薬、生物学的製剤（抗TNF-α抗体製剤）などの強力な薬を使って、しっかり治療していきましょう。

炎症をしっかり抑えることは合併症の予防にもつながります。ただし、すでに生じてしまった合併症は、外科的な治療を早めに受けたほうがよいこともあります。

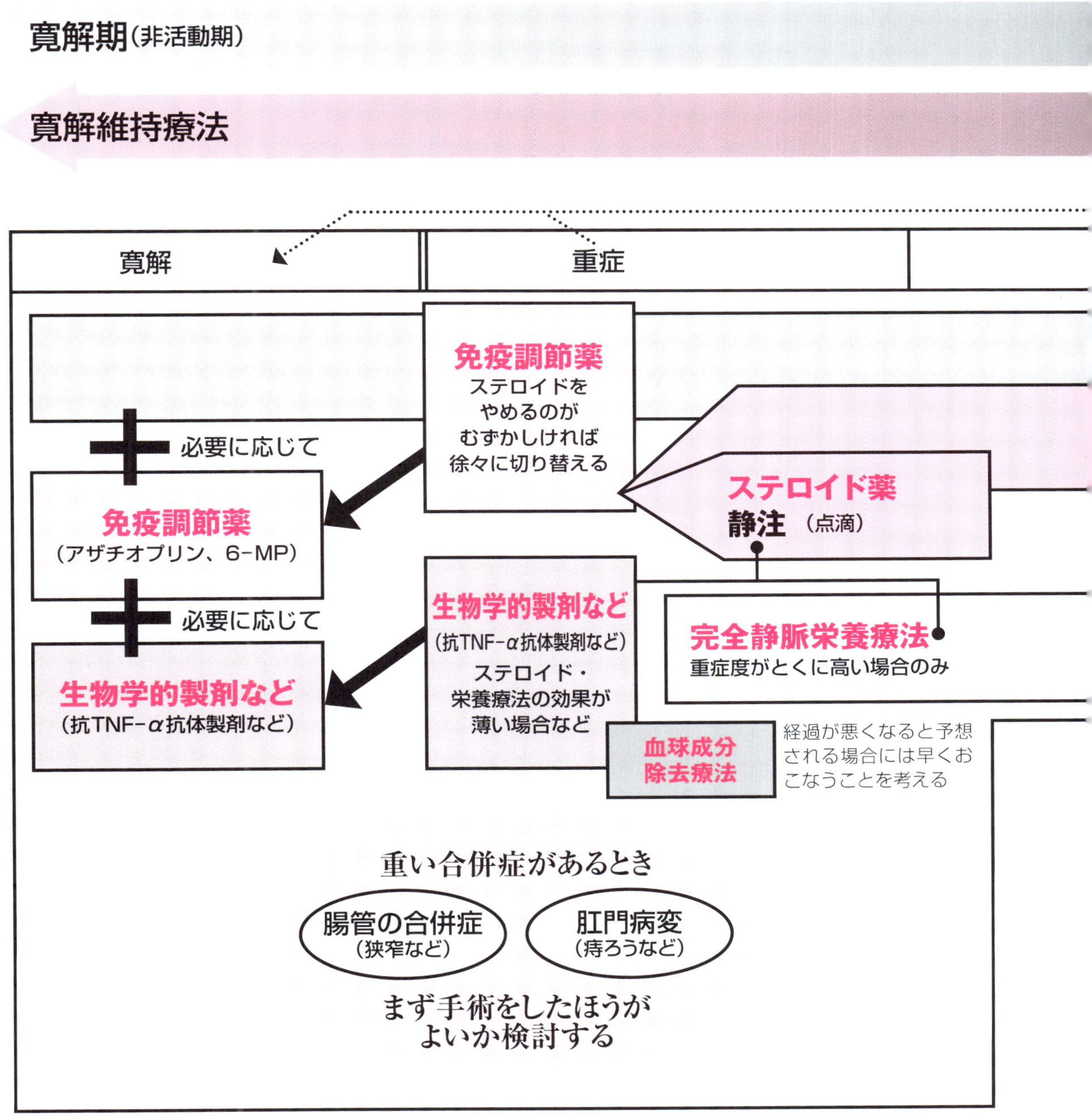

（厚生労働省「クローン病治療指針（2018年3月改訂）」をもとに作成）

基本の薬は5-アミノサリチル酸（5-ASA）製剤

5-アミノサリチル酸（5-ASA）は古くから使われてきた炎症を抑える薬。潰瘍性大腸炎でもクローン病でも、この成分を含む製剤は基本的な治療薬として広く用いられています。

よく用いられるのは有効成分のみの製剤

潰瘍性大腸炎の場合、軽症なら寛解導入も寛解維持も5-ASA製剤だけで十分対応できます。クローン病でも、炎症が軽ければこの薬だけで改善できる場合があります。

有効成分の5-ASA（メサラジン）は、そのまま服用するとほとんどが小腸の上部で吸収されてしまいます。そこで、もっと先まで届くよう、別の成分と結合させたサラゾスルファピリジン（サラゾピリン®）が使われてきましたが、近年は、特殊なコーティングを施したメサラジンのみの製剤（ペンタサ®、アサコール®、リアルダ®）がよく用いられています。

安心して使える基本薬

5-ASAは消炎鎮痛薬として汎用されるアスピリンに似た薬です。炎症を抑える作用はそれほど強いわけではありませんが、適切に使用すれば高い効果が得られます。

炎症部位に直接働きかける

血中に吸収されて作用するのではなく、炎症部位に直接触れることで抗炎症作用を発揮する

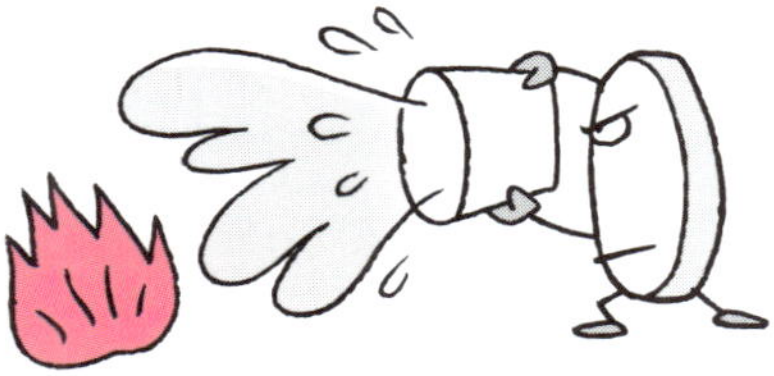

現場に駆けつけて消火活動をしてくれる

十分な量を使う

安全性の高い薬なので、初めから十分な量を用いて寛解導入をはかる。寛解維持には服用量を減らしてよいが、減らしすぎないことが大切

副作用は少ない

5-ASAそのものであるメサラジンの副作用は少ないが、添加してある成分（スルファピリジン）が発熱、皮疹、頭痛、男性不妊などの副作用をもたらすことがある。まずメサラジンのみの製剤（ペンタサ®、アサコール®、リアルダ®）を用いることが多い

ずっと使い続ける

寛解維持のための服薬は、長期的に続ける

飲んで届く範囲は薬によって違う

5-ASA 製剤には、潰瘍性大腸炎だけで使われるリアルダ®、アサコール®、クローン病にも使われるペンタサ®、サラゾピリン®の４つ*があり、有効成分が放出される部位がそれぞれ異なります。病変がある部位に応じて、適切な種類の薬や剤型を選択します。

＊このほかジェネリック医薬品もある

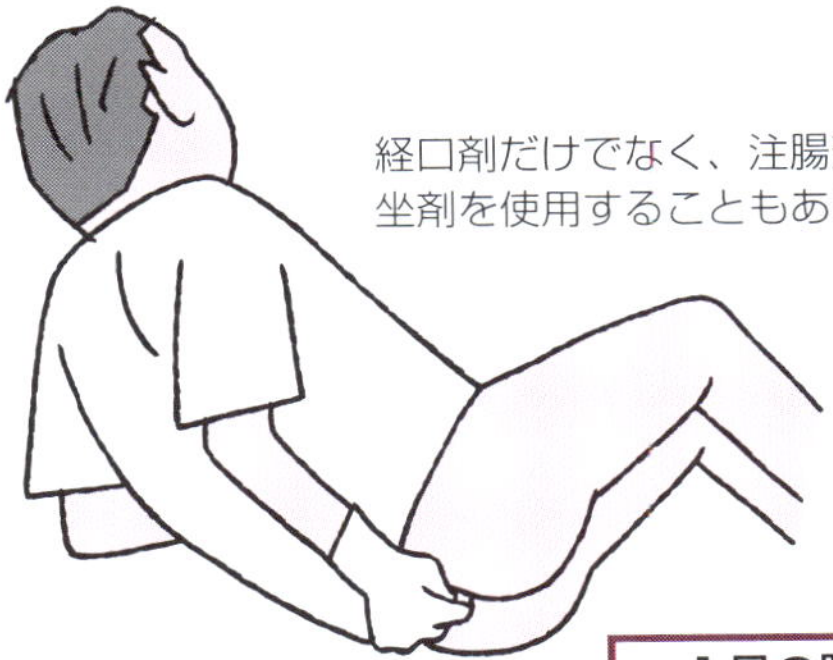

経口剤だけでなく、注腸剤や坐剤を使用することもある

対象疾患	薬剤		1日の服用量の目安 活動期	1日の服用量の目安 寛解期
潰瘍性大腸炎	**アサコール®、リアルダ®** ●pH7 以上で溶ける特殊な樹脂でメサラジンをコーティング。強酸性の胃内では溶けず、アルカリ性の腸液が混ざって中性になる小腸の末端からメサラジンの放出が始まり、大腸全体に行きわたる ●リアルダ®は 1 錠あたりの用量が大きいため、1 日 1 回の服用でよい	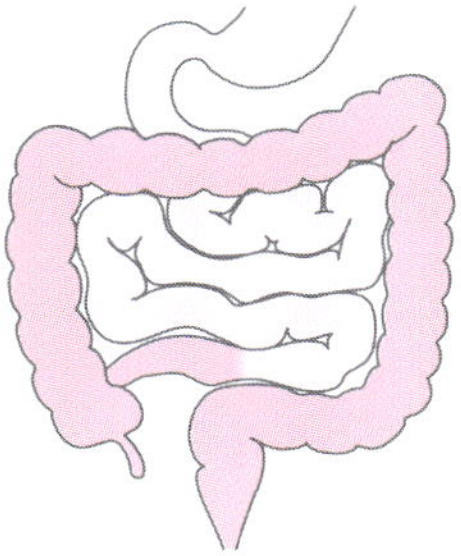	アサコール®は 2400 ～ 3600mg リアルダ®は 4800mg	2400mg
潰瘍性大腸炎／クローン病	**ペンタサ®** ●メサラジンを細かな孔のあいた膜でコーティングした薬。胃で吸収されにくく、小腸から大腸まで徐々にメサラジンが放出される ●注腸剤、坐剤もある	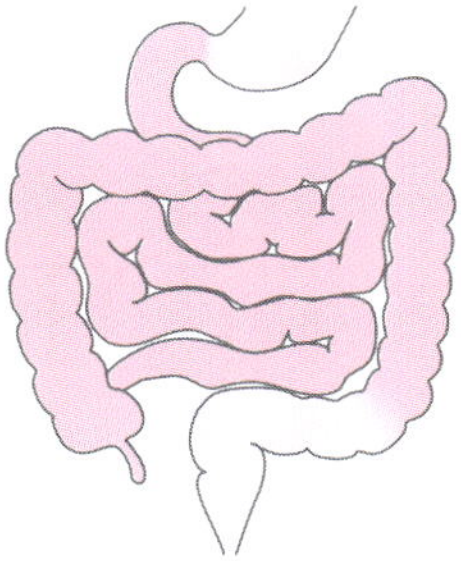	1500 ～ 4000mg	1500 ～ 2250mg
潰瘍性大腸炎／クローン病	**サラゾピリン®** ●大腸でメサラジンとスルファピリジンに分解され、大腸全体に高濃度のメサラジンが行きわたる ●スルファピリジンによる副作用が問題になることも ●坐剤もある	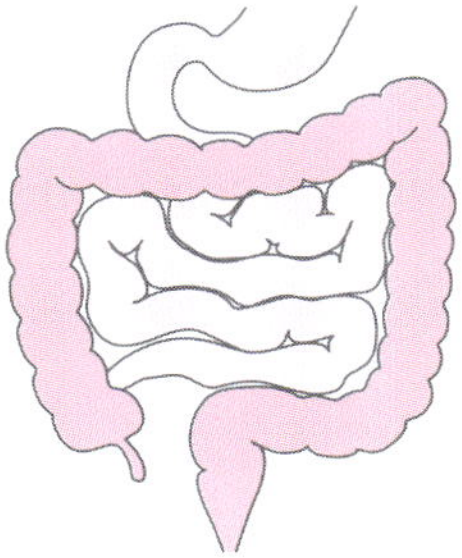	3000 ～ 4000mg	2000mg

■ は 5-ASA（メサラジン）の放出部位（内服した場合）

炎症が強いときの短期決戦にはステロイド薬も有効

炎症をすばやく強力に鎮める力があるステロイド薬は、寛解導入のための強い味方です。従来のものにくらべ、副作用が出にくい経口薬や注腸フォーム剤も使えるようになっています。

多彩な働きで炎症を鎮める

ステロイド薬はさまざまな病気の治療薬として用いられています。

もともと体内で分泌されているホルモンを「薬」として体外から補充

ステロイドは腎臓の上にある副腎から分泌されているホルモン。多彩な働きがある。ステロイドホルモンを人工的に合成したものがステロイド薬

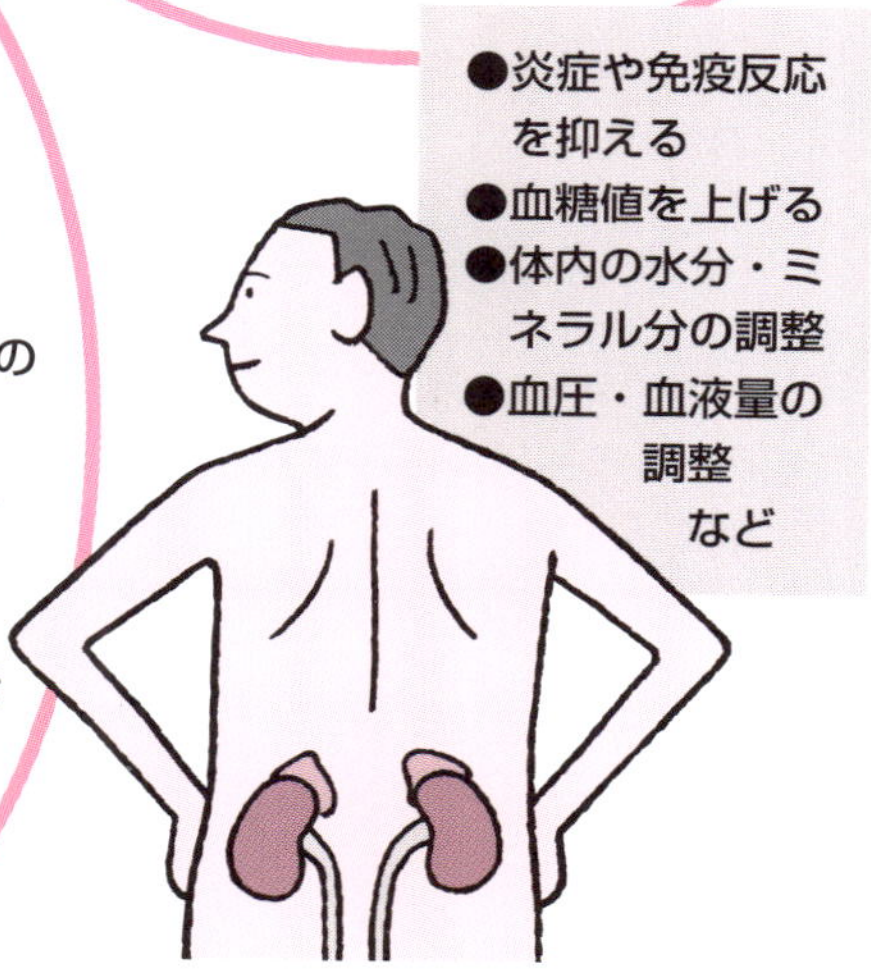
●炎症や免疫反応を抑える
●血糖値を上げる
●体内の水分・ミネラル分の調整
●血圧・血液量の調整
など

副作用が出にくいものも使える

ステロイドの量が増えると、炎症を抑えるという目的以外にもさまざまな影響があるが、クローン病に使用されるブデソニドの経口薬（ゼンタコート®）は、腸管で溶けて局所に作用するため、全身性の副作用が出にくい。潰瘍性大腸炎には、ブデソニドの注腸フォーム剤（レクタブル®）を用いることも。薬剤が泡状に噴射されるため、液状の注腸剤にくらべて肛門から漏れにくい

寛解導入のための薬。長期使用は避ける

炎症が強い場合には、基本薬に加えてステロイド薬を用いて寛解導入をはかるのが一般的です。ステロイド薬については、副作用を心配する患者さんが多いのですが、近年、使えるようになったブデソニドの経口薬（ゼンタコート®）や注腸フォーム剤（レクタブル®）は、従来から使われているプレドニゾロン（プレドニン®）にくらべて副作用が出にくいのが特徴です。

とはいえ、ステロイド薬である以上、寛解維持のために長く使うものではありません。短期間の使用にとどめるのが原則です。

過剰な長期使用で起こりやすくなること

副作用が出にくいステロイド薬も使えるようになったとはいえ、使用期間が長くなると、さまざまな影響が出てくるおそれがあります。

長くても３ヵ月間程度をめどに減量・中止することで、大きな問題は避けられます。

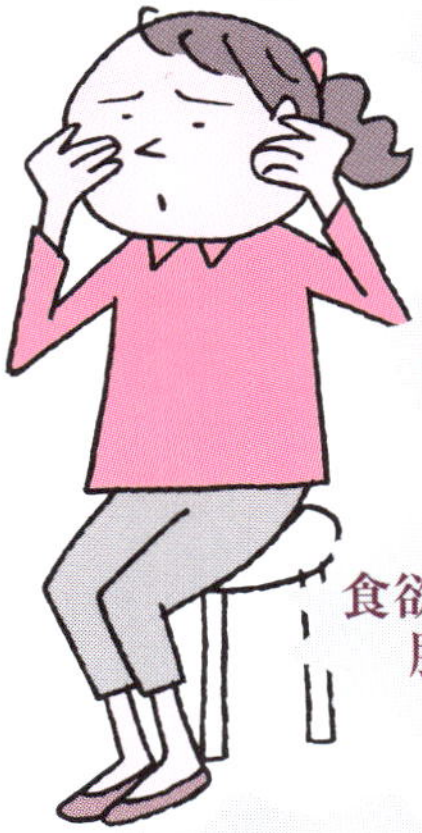

ムーンフェイス
（顔がむくんで
丸くなる）
不眠
感染症
食欲増進・
肥満
皮膚症状
（あざができやすい／
ニキビが出やすい／
毛深くなるなど）

長期および
大量投与では……

糖尿病／骨粗しょう症／
大腿骨骨頭壊死《だいたいこつこつとうえし》／
白内障 など

治療時に起こりうること

ステロイド薬の使い方がむずかしいのは、２つの問題を引き起こす可能性があるからです。問題があるようなら、すぐに別の治療手段に切り替えていきます。

炎症が強いため、ステロイド薬の使用を開始

→ **効かない！ ステロイド抵抗例**

- 必ず効くとはかぎらない。経口投与１～２週間以内に明らかな効果がなければ漫然と続けず、治療方針を見直す
- 免疫調節薬やタクロリムス、抗 TNF-α抗体製剤、血球成分除去療法など
- 細菌・ウイルス感染の合併が症状をひどくする原因になっていることもある。その場合は抗ウイルス薬を併用する

→ **効果あり**

→ **やめられない！ ステロイド依存例**

- ステロイド薬を減らしはじめると症状がひどくなる場合は免疫調節薬を併用し、ステロイドは減らしていく（→59 ページ）

→ **少しずつ量を減らし最終的にはゼロにする**

治療薬／免疫調節薬

ステロイド薬は長く使わず免疫調節薬に切り替えを

炎症そのものに働きかけるのではなく、免疫の働きすぎを調節することで、結果的に炎症を鎮めていくのが免疫調節薬です。ステロイド薬から切り替え、寛解維持に用いることがあります。

定期的な血液検査で副作用の出方をチェック

免疫調節薬は、もとは臓器移植の際に免疫反応を抑えるために開発されたものです。免疫抑制薬と呼ばれる強い作用をもつ薬もありますが、ステロイド依存例に対して主に使われる免疫調節薬は免疫の働きすぎを調整する程度で、正常な免疫反応を大きく損なうものではありません。

とはいえ、服用開始後しばらくは定期的に血液検査をおこない、副作用の出方を確認していきます。継続しにくいほどの副作用が生じた場合には中止し、ほかの治療法に切り替えていきます。

過剰な免疫反応が抑えられる

免疫調節薬といわれる薬は、免疫を担うリンパ球の働きなどを抑えることで、過剰な免疫反応を抑制します。

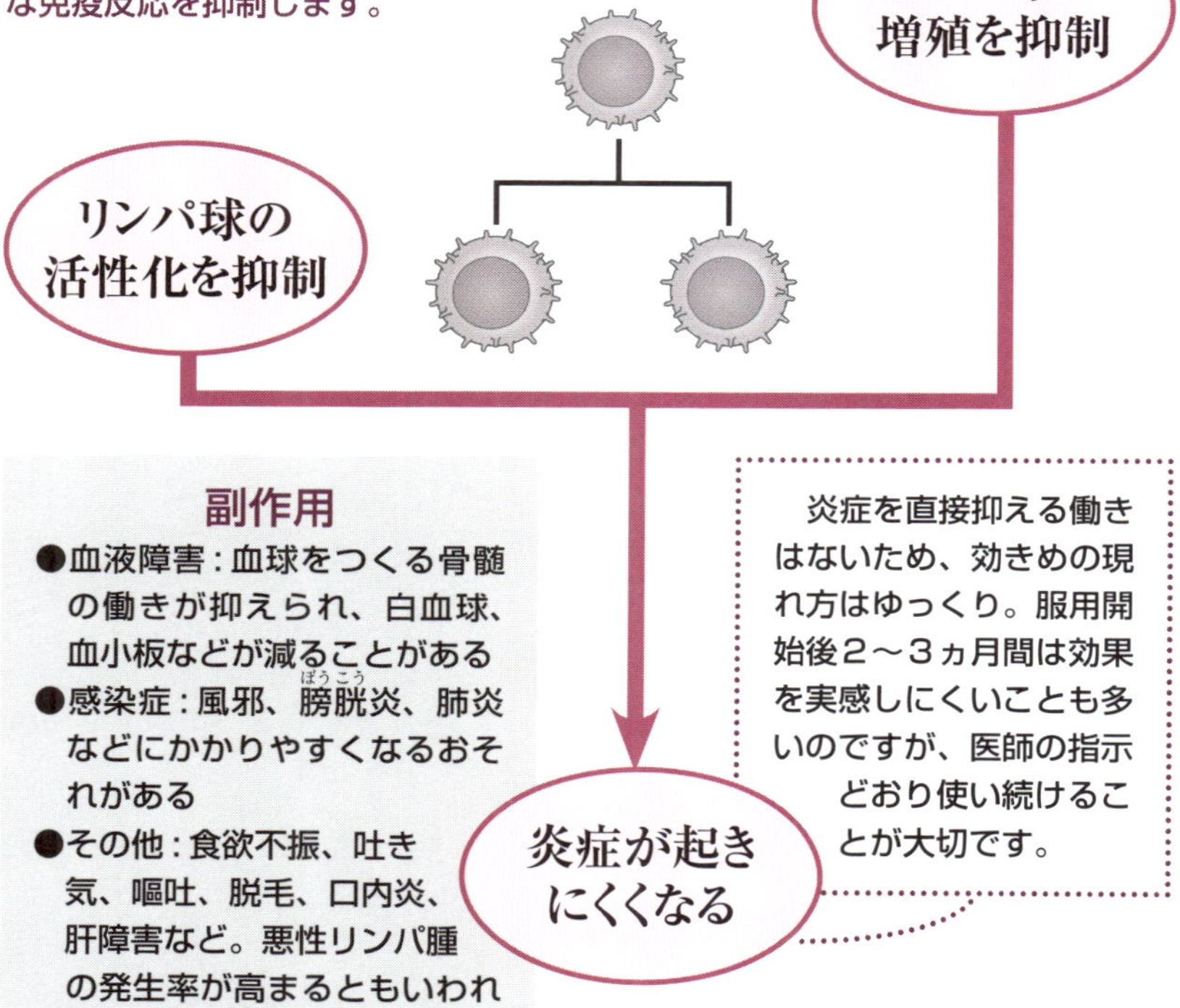

リンパ球の増殖を抑制
リンパ球の活性化を抑制
炎症が起きにくくなる

炎症を直接抑える働きはないため、効きめの現れ方はゆっくり。服用開始後２～３ヵ月間は効果を実感しにくいことも多いのですが、医師の指示どおり使い続けることが大切です。

副作用

- 血液障害：血球をつくる骨髄の働きが抑えられ、白血球、血小板などが減ることがある
- 感染症：風邪、膀胱《ぼうこう》炎、肺炎などにかかりやすくなるおそれがある
- その他：食欲不振、吐き気、嘔吐、脱毛、口内炎、肝障害など。悪性リンパ腫の発生率が高まるともいわれるが、実際にかかる人はまれ

ステロイド薬からの切り替え方

免疫調節薬は、主にステロイド依存例の患者さんに対して、ステロイド薬の減量・中止と寛解維持を目的に使われます。

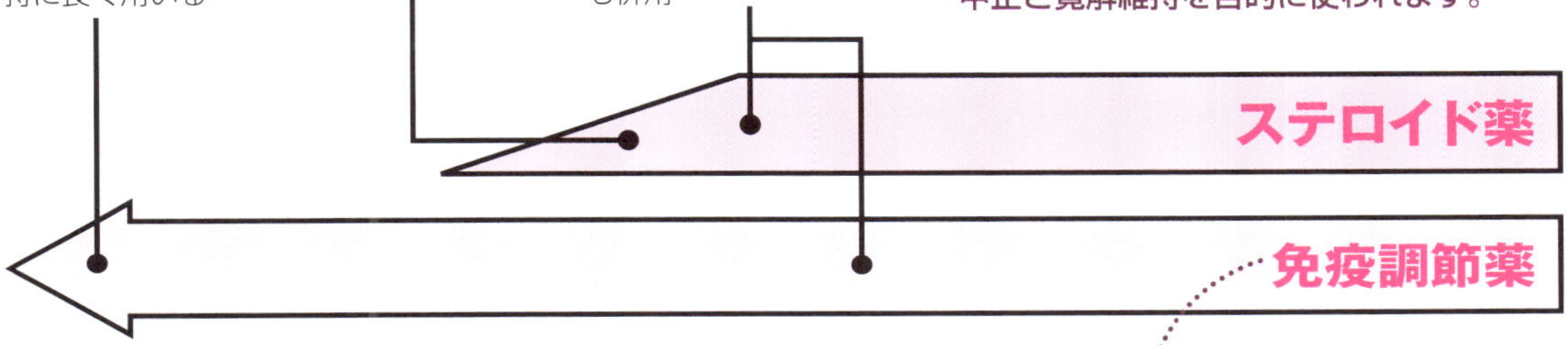

効果は徐々に現れる。副作用の問題がなければ寛解維持に長く用いる
併用により状態が落ち着いてきたら徐々に減らす
免疫調節薬の使用開始から１～２ヵ月はステロイド薬も併用
ステロイド薬
免疫調節薬

一般名	商品名	特徴
アザチオプリン	イムラン® アザニン®	錠剤。保険適応薬
6－メルカプトプリン(6－MP)*	ロイケリン®	粉薬で、量の調節がしやすい

使われるのは2種類

ステロイド薬から切り替え、寛解維持に使われる免疫調節薬には、アザチオプリン、6－メルカプトプリンの２種類があります。この２つは同じ系統の薬で、効きめは穏やかです。

重症例にはより強力な薬を使うこともある

ステロイド薬が効かない重症の患者さんなどには、即効性のある免疫抑制薬を使うことがあります。

免疫抑制作用が強く、血中濃度をみながら投与量を調整する必要があるため、専門的な医療機関での使用が望ましいでしょう。

一般名	商品名	使い方・特徴
タクロリムス	プログラフ®	潰瘍性大腸炎のステロイド依存例、ステロイド抵抗例の中等症～重症の患者さんが対象。経口薬だが使い始めは入院が望ましい。３ヵ月をめどにアザチオプリンや6－MPに切り替える
シクロスポリン*	サンディミュン® (点滴) ネオーラル® (経口)	潰瘍性大腸炎の重症、劇症の患者さんが対象。入院のうえ点滴投与し、効果があれば２週間をめどに経口薬に変更。さらに３ヵ月ほどかけてアザチオプリンや6－MPに切り替えていく

＊保険適応はないが必要があれば使用可能

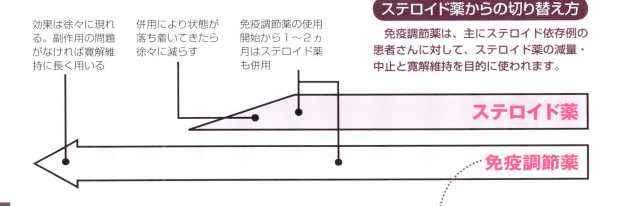

治療薬／生物学的製剤

抗TNF-α抗体製剤は強力な切り札。乱用は避ける

抗TNF-α抗体製剤は、たんぱく質を利用してつくられる生物学的製剤の一種です。従来の治療ではなかなか炎症が抑制できない場合に使用される、強力な治療薬です。

ターゲットは炎症にかかわる物質

抗TNF-α抗体製剤は、その名のとおり「TNF-α」をターゲットとしています。TNF-αは免疫細胞がつくりだすサイトカイン＊の一種で、炎症を強める働きがあります。このTNF-αの働きを弱めることで炎症を鎮めるのです。

＊細胞間の情報伝達に用いられるたんぱく質の総称

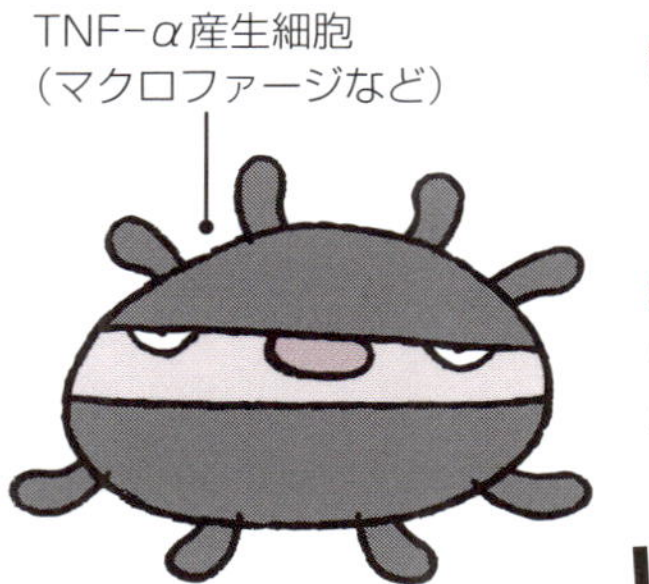

TNF-α産生細胞
（マクロファージなど）

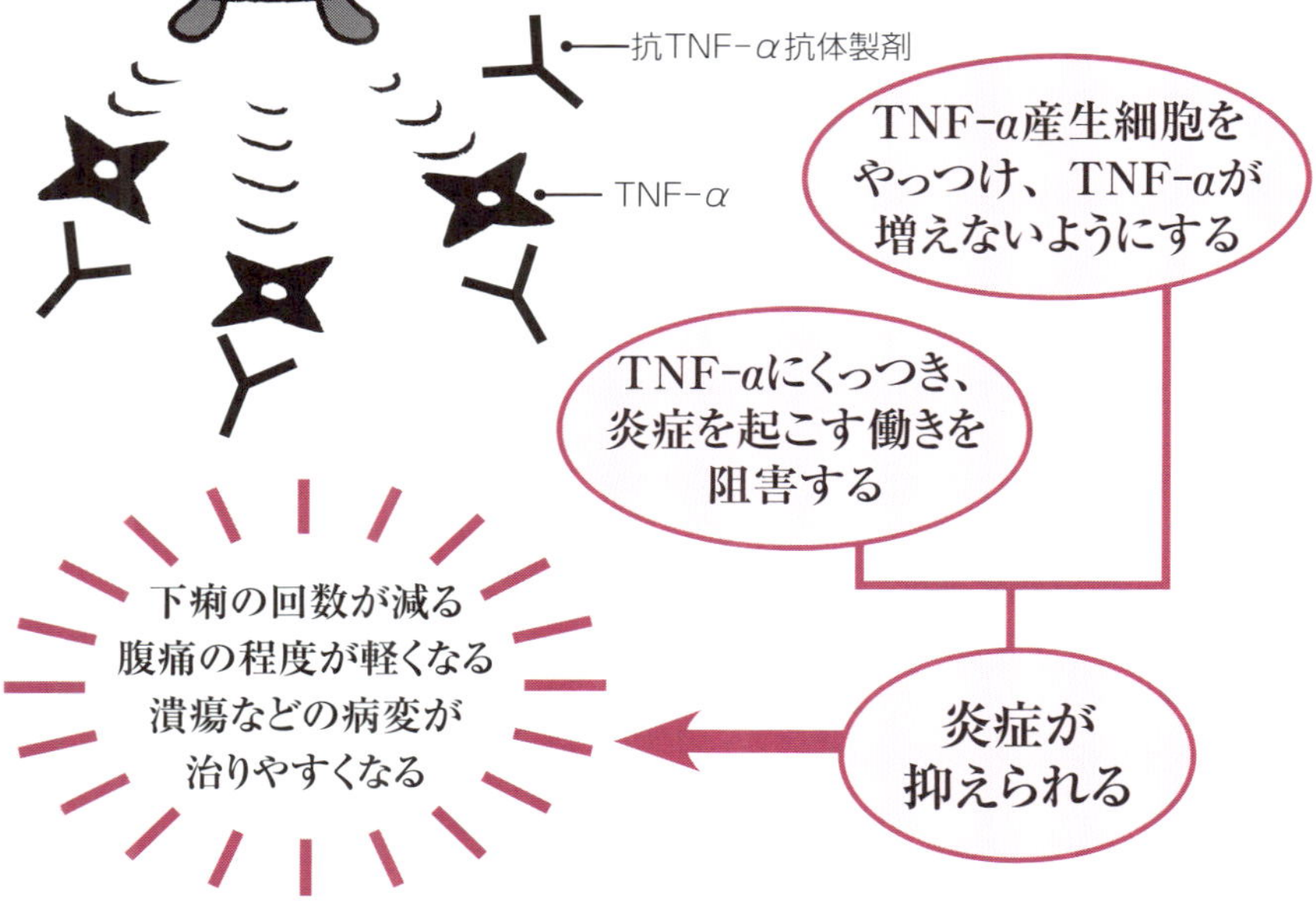

抗TNF-α抗体製剤
TNF-α
TNF-α産生細胞をやっつけ、TNF-αが増えないようにする
TNF-αにくっつき、炎症を起こす働きを阻害する
炎症が抑えられる
下痢の回数が減る
腹痛の程度が軽くなる
潰瘍などの病変が治りやすくなる

ほかの薬では対応できない場合に使う

ステロイド薬や免疫調節薬などを使っても、なかなか改善しない中等症〜重症の患者さんには、抗TNF-α抗体製剤が用いられます。治療効果が高く即効性もあり、寛解導入のためだけでなく、寛解維持療法でも使えます。

潰瘍性大腸炎でもクローン病でも、ほかの薬では対応できない場合に使うのが基本です。腸管合併症が起きやすいクローン病では、早い段階から使用することで、入院や手術を避けられる可能性が高くなるという報告もあります。

ただ、長期使用によるリスクもあります。軽症の患者さんにまで使う必要はありません。

使い始める前に知っておきたいこと

高い治療効果をほこる薬にも、注意しておきたい点はあります。

薬価が高い

薬代の自己負担額は毎月数万円単位になる。医療費助成を受けていても、上限ぎりぎりになる場合が多い

効果が弱まることもある

抗体製剤が異物とみなされ、体内でそれに対する抗体がつくられてしまうことがある

効果は高いが100%とはいえない

２～３割の患者さんは効果を得にくい。とくに腸管狭窄、ろう孔などがすでに生じている場合には効きにくい傾向がある

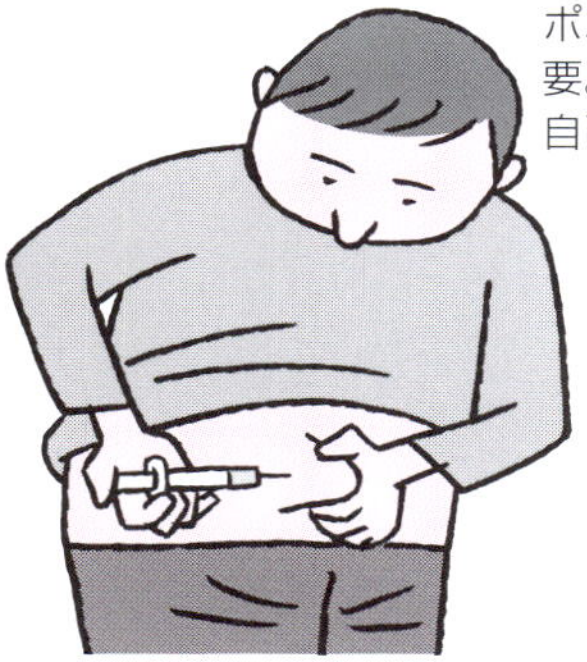

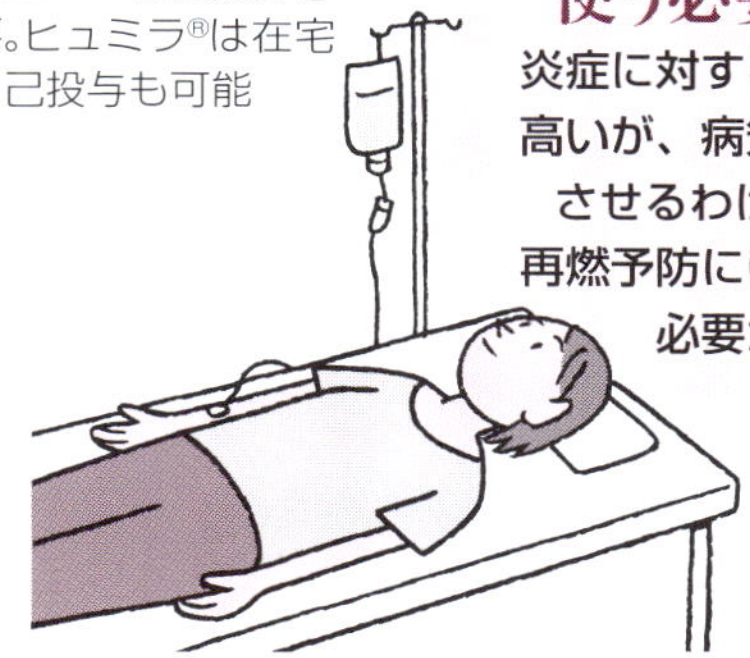

レミケード®、シンポニー®は通院が必要。ヒュミラ®は在宅自己投与も可能

長く使う必要がある

炎症に対する治療効果は高いが、病気自体を根治させるわけではない。再燃予防には使い続ける必要がある

副作用に注意

投与時に発熱、頭痛、発疹などがみられることがある。長期的には、免疫反応が抑えられるため感染症に対する注意が必要

▼使用可能な抗TNF-α抗体製剤（2019年１月現在）

一般名	商品名	投与方法	投与間隔	特徴
インフリキシマブ	レミケード®	点滴（原則２時間）	初回、２週目、６週目の３回で効果があれば、原則８週ごとに１回、点滴を受ける	●効果が減弱した場合は投与量を増やすことも＊ ●バイオシミラー（開発メーカー以外の商品）もある
アダリムマブ	ヒュミラ®	皮下注射	初回、２週目の２回で効果があれば、以後２週に１回、注射を続ける	●自己注射が可能なので注射のたびに病院に行かずにすむ ●効果が減弱した場合は投与量を増やすことも＊
ゴリムマブ	シンポニー®	皮下注射	初回、２週目の２回で効果があれば、以後４週に１回の注射	●潰瘍性大腸炎に対する薬 ●在宅自己注射ではなく病院で注射してもらう

＊クローン病の場合

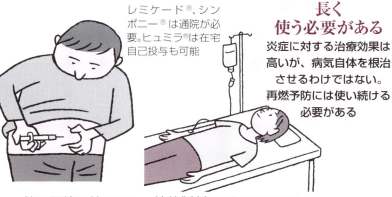

治療薬／新しい薬

作用のしかたが違う強力な薬も増えている

中等症～重症の患者さんに対して、抗ＴＮＦ-α抗体製剤とは異なる作用のしかたで強力に炎症を抑える薬も登場し、新たな治療の選択肢が広がってきています。

抗ＴＮＦ-α抗体製剤が効かなければ次の手がある

抗ＴＮＦ-α抗体製剤の登場により、潰瘍性大腸炎やクローン病の治療は大きな進化を遂げました。しかし、すべての患者さんに効くわけではなく、効果があった場合でも徐々に効かなくなっていくことがあります。

そのような場合には、新たな薬の使用が検討されます。作用のしかたはいろいろですが、いずれも炎症を抑える効果は高く、重い症状の患者さんもよい状態を維持しやすくなってきています。

ただ、長期使用によるリスクもあるのは抗ＴＮＦ-α抗体製剤と同様です。あくまでも症状が重い人向けの薬です。

新しさのポイントは2つ

中等症～重症の患者さん向けの薬が続々と登場しています。抗TNF-α抗体製剤を使っても病状が改善しにくかった患者さんも、効果を得られる可能性があります。

1 炎症を抑えるしくみが異なる

抗TNF-α抗体製剤がターゲットとするのは、免疫細胞がつくりだすサイトカインです。新たに使用できるようになった薬は、免疫細胞が働きすぎないようにしたり、そもそも腸管粘膜に集まってこないようにしたりすることで、炎症を起こりにくくします。

2 内服でよい薬もある

抗TNF-α抗体製剤と同様の生物学的製剤（エンタイビオ®、ステラーラ®）のほか、錠剤のJAK阻害薬（ゼルヤンツ®、ジセレカ®）や、α４インテグリン阻害薬（カログラ®）もあります。錠剤なら内服で治療を続けられます。

使用上の注意点は共通するところが多い

ターゲットとするものは違いますが、長期使用によるリスクや薬価の高さなど、あらかじめ知っておきたい点は抗TNF-α抗体製剤と共通しています（→ 61 ページ）。

あの手この手で炎症を抑える

腸管粘膜の炎症には、リンパ球をはじめとする免疫細胞が深くかかわっています。免疫細胞の働きにかかわるサイトカインや酵素など、特定の分子（たんぱく質）をターゲットとし、その働きを阻害することで炎症を抑える薬が増えています。

リンパ球の活性化を防ぐ薬

炎症にかかわるサイトカインには、TNF-α以外にもさまざまなものがあります。リンパ球などの免疫細胞にシグナルを伝えて活性化させる特定のサイトカインや、サイトカインとともに働く酵素（JAK: ヤヌスキナーゼ）の作用を阻害することで、炎症を起こしにくくします。

種類	JAK阻害薬		抗IL-12 / 23p40抗体製剤
一般名	トファシチニブ	フィルゴチニブ	ウステキヌマブ
商品名	ゼルヤンツ®	ジセレカ®	ステラーラ®
投与方法	内服	内服	初回は点滴。2回目以降は皮下注射
投与間隔	1日2回	1日1回	初回投与の8週後に2回目の投与。以後は12週間隔で投与する
特徴	●潰瘍性大腸炎の治療薬 ●状態をみながら服用量は調節される		●クローン病の治療薬 ●効果が減弱した場合は、投与間隔を8週間に短縮できる

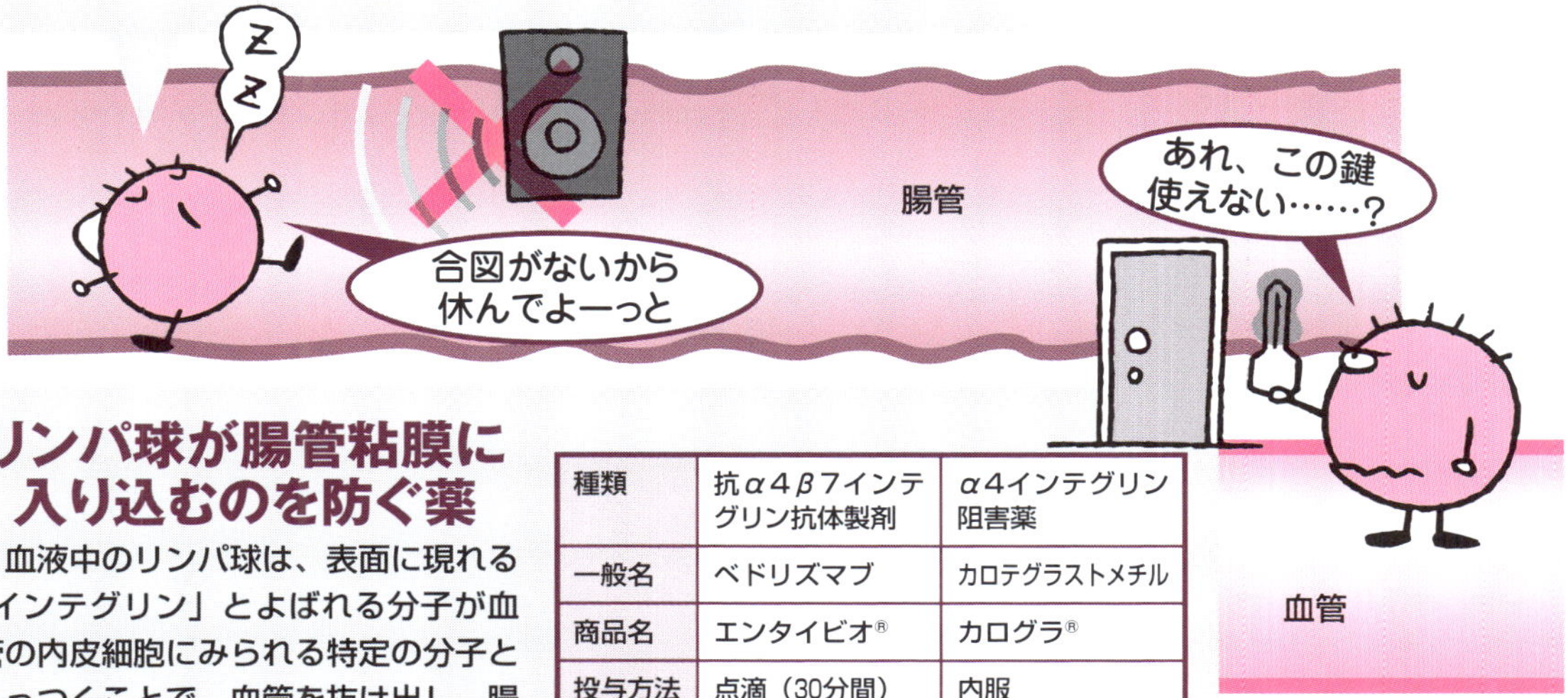

Z
Z
合図がないから
休んでよーっと
腸管
あれ、この鍵
使えない……？
血管

リンパ球が腸管粘膜に入り込むのを防ぐ薬

血液中のリンパ球は、表面に現れる「インテグリン」とよばれる分子が血管の内皮細胞にみられる特定の分子とくっつくことで、血管を抜け出し、腸管の粘膜に入り込んでいきます。

このインテグリンの働きを阻害することで、リンパ球が腸管に入り込まないようにする薬も使用できます。

種類	抗α4β7インテグリン抗体製剤	α4インテグリン阻害薬
一般名	ベドリズマブ	カロテグラストメチル
商品名	エンタイビオ®	カログラ®
投与方法	点滴（30分間）	内服
投与間隔	寛解時は8週間	1日3回。最長6ヵ月まで
特徴	潰瘍性大腸炎、クローン病の治療薬	潰瘍性大腸炎の活動期の治療薬

その他

栄養療法や血球成分除去療法の併用も

クローン病に対する栄養療法や、潰瘍性大腸炎でもクローン病でも試みられることがある血球成分除去療法は、安全性の高い治療法。薬物療法と併用されることもあります。

特殊な栄養剤を使って小腸を休ませる 栄養療法

クローン病で炎症が強い時期は、薬物療法と並行して栄養療法をおこなうことがあります。消化する必要のない特殊な栄養剤を使うことで、腸の負担を減らしながら十分に栄養をとれるようにする方法です。

▼栄養療法の種類

在宅でも続けられる 経腸栄養療法

体内で消化する必要のない栄養剤を飲んだり、鼻に管を入れて胃・十二指腸に流し込んだりする方法。多くはたんぱく質がアミノ酸にまで分解されており、脂肪をほとんど含まない成分栄養剤（エレンタール®）を用いますが、口から飲む場合には独特のにおいがあるため、専用のフレーバーなどで風味をつけるなどの工夫が必要です。

主に入院時におこなわれる 経静脈栄養療法

入院・絶食が必要なほど状態が悪化した場合には、静脈に栄養素を配合した輸液を点滴することがあります。

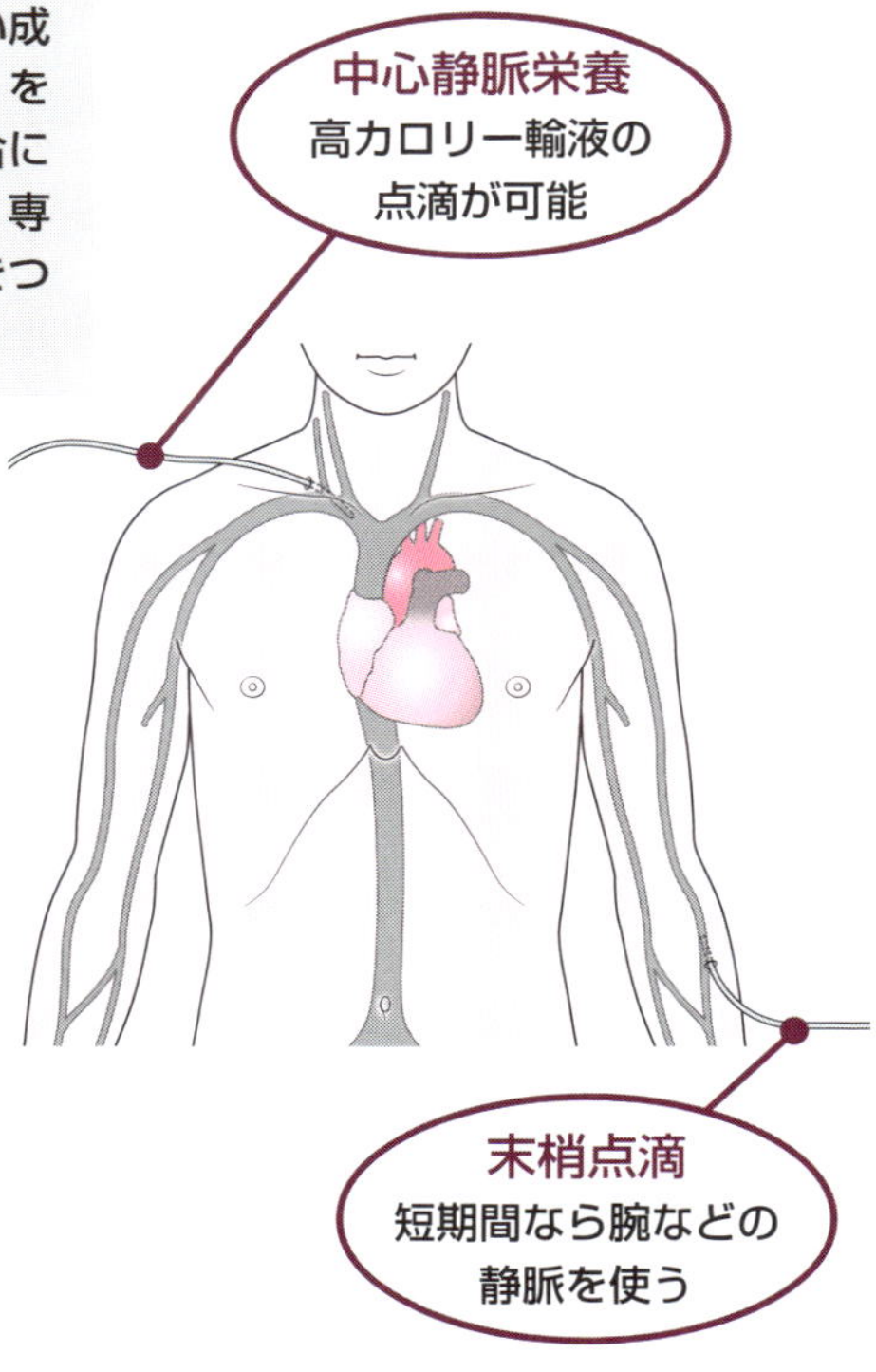

中心静脈栄養
高カロリー輸液の点滴が可能
末梢点滴
短期間なら腕などの静脈を使う

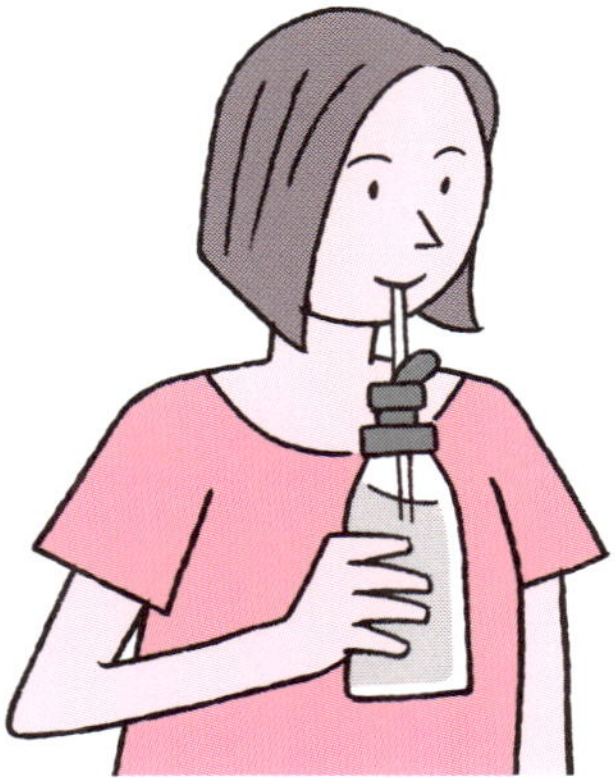

口から飲む場合には、ゆっくり時間をかける。急いで飲むと下痢を起こしやすくなる

血液中の免疫細胞を減らす
血球成分除去療法

免疫細胞、すなわち血液中の白血球を減らすことで、過剰な免疫反応を抑制しようという治療法です。5-ASA 製剤やステロイドによる薬物療法の効果が十分に上がらない場合に、寛解導入のための補助的な手段としておこなわれることがあります。

ただし、生物学的製剤など、強力な炎症抑制作用をもつ薬ほど改善効果は高くありません。

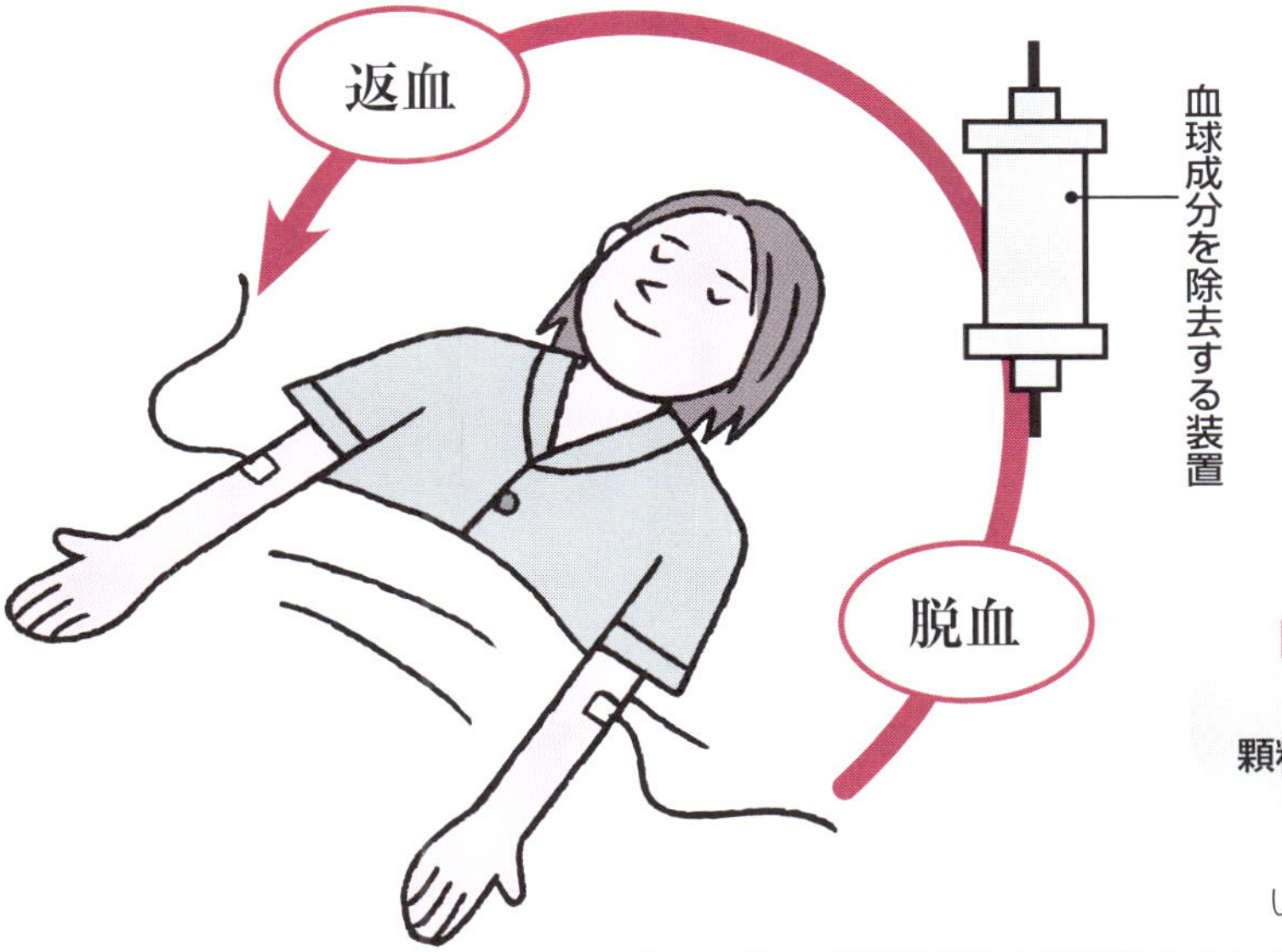

腕の静脈から血液を取り出して特殊な装置を通し、血球の一部を除去した状態の血液を反対側の腕の静脈内に戻す

顆《か》粒《りゅう》球《きゅう》吸着療法
特殊なビーズで白血球の中の顆粒球、単球を吸着し、減らす

白血球除去療法
特殊な膜を通して顆粒球、単球、リンパ球、血小板などを減らす

いずれも有効性に大きな差はない

副作用がほとんどない治療法

治療薬の種類が飛躍的に増えた今、栄養療法や血球成分除去療法の役割は以前にくらべ小さくなってきているといえます。

ただ、いずれも副作用のほとんどない安全な方法です。薬物療法の副作用が問題になる場合には、選択肢のひとつです。

症状をやわらげる薬が使われることも

不快な症状のもとにある炎症を抑える治療とともに、症状そのものをやわらげる薬を使うことで、つらい時期を乗り切りやすくなります。市販薬は安易に使用せず、医師に相談のうえ処方してもらいましょう。

整腸剤 ラックビー®、ビオフェルミン®、ミヤBM®など
下痢止め フェロベリン®、タンナルビン®、ロペミン®など
痛み止め ブスコパン®など
漢方薬 大建中湯など

COLUMN

子どもが発症したときの注意点

すこやかな成長のためにも積極的な治療が必要

おなかの不調が続き、体も小さいまま。原因を調べるうちに潰瘍性大腸炎やクローン病と判明したというお子さんもいらっしゃるでしょう。

子どもの炎症性腸疾患は、身長が伸びない、体重が増えないといった成長障害に結びつきやすく、発症年齢が低年齢であるほど重症化しやすい傾向もありますので、積極的な治療が必要です。

一方で、ステロイド薬をはじめ、強力な治療薬を使う際は、成人の患者さん以上に副作用への注意が必要です。クローン病では、副作用の少ない栄養療法がより重要な治療の柱になります。子ども自身が病気と上手につきあっていけるよう、まわりの大人が支えていきましょう。

まずはしっかり薬物療法

専門的な医療機関にかかるのがベスト。主治医と相談のうえ、必要な治療はしっかり受ける

クローン病なら食事に注意

成分栄養剤の利用や、ふだんの食事への配慮でよい状態を維持しやすくなる

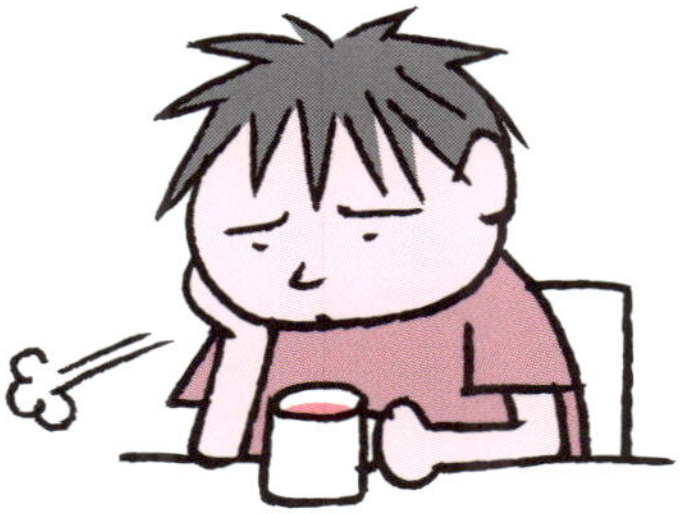

「したいことができない」「どうせ治らない」などという負の感情をもちやすい

社会的なサポートも必要

家庭外での生活の場でも安心して過ごせるよう、学校の先生などと密な関係をつくろう

悩みをかかえこませない

悩みを言葉にできるよう、ふだんから対話を心がけよう

子ども自身の病気への理解を深める

治療に前向きに取り組めるよう理解を促す。治療によってよい状態が保てることが実感できるにつれ、自信もついてくる

4

手術が必要になるとき

薬物療法が進歩したとはいえ、
合併症の発生は防ぎきれないこともあります。
腸管の合併症や肛門の病変がひどくなってきたら、
手術が必要になることもあります。
どんなときに、どんな方法でおこなうのでしょう？

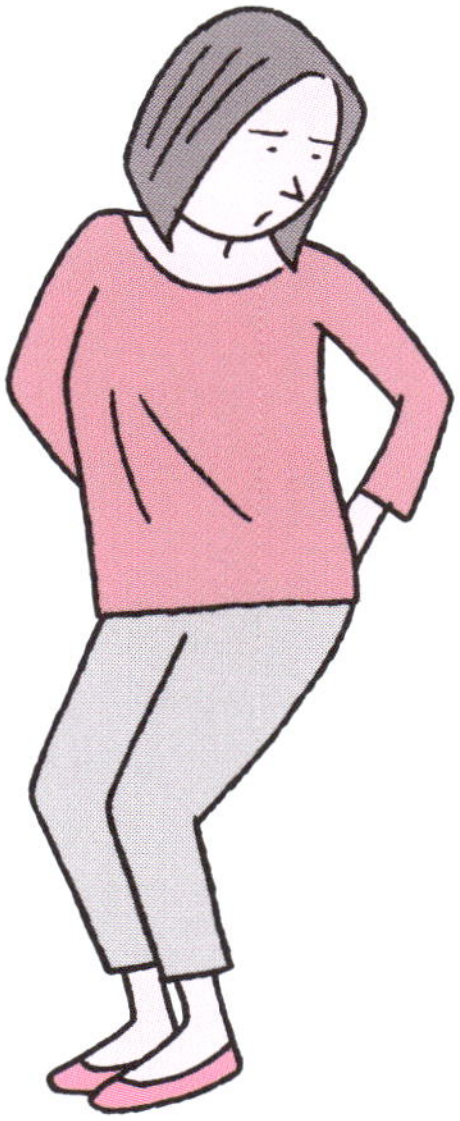

手術を検討すべき状態

腸に重い合併症があれば緊急に手術が必要

薬物療法などの効果が思うように得られない状態が続くと、さまざまな合併症が生じるおそれがあります。絶対に手術が必要かどうかは病状しだいです。

必ず手術が必要な例

放っておけば命にかかわるような病変が生じた場合、手術は避けられません。絶対的手術適応といわれ、下記の例が当てはまります。

緊 緊急手術が必要

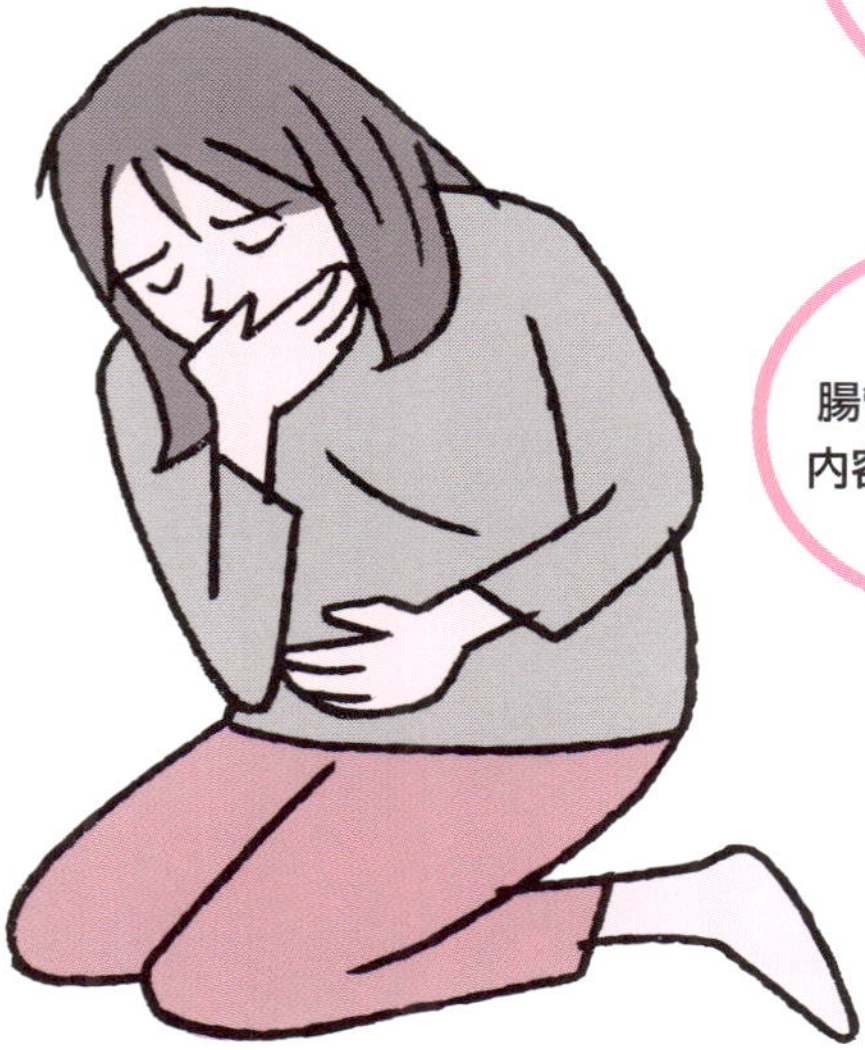

激しい腹痛などが生じたときはすぐに受診。X 線検査などで状態を確認してもらう

緊 **内科的治療で改善しない腸閉塞や膿瘍**

腸管の狭窄などが進んで腸がつまってしまった場合（腸閉塞）や、炎症が続いた結果、おなかに膿がたまっている場合（膿瘍）など

緊 **穿孔**

腸管に孔が開き、内容物がもれ出す状態

緊 **大量出血**

腸管の傷から大量に出血している状態

がんの併発

大腸や小腸、肛門にがんがみつかった場合

緊 **中毒性巨大結腸症**

腸管の動きが悪くなり、ガスがたまって大腸が風船のようにふくらんでいる状態。全身に発熱や頻脈などの中毒症状が現れる。穿孔につながるおそれがある

緊急手術は予定外の治療

通常、手術は計画的に実施されます。しかし、深刻な合併症が生じたことが判明した場合には一刻を争います。医療者側の準備が整いしだい、すぐに手術となります。これを緊急手術といいます。

手術を考えたほうがよい例

手術以外の方法では症状がおさまらない、合併症が生活の大きな妨げになっているなどといった場合には、手術が重要な選択肢のひとつになります。

内科的治療で炎症が抑えられず、つらい症状が続いている

がんの併発がうたがわれる

腸管の狭窄、ろう孔などがある

肛門部の病変がひどくなってきた

腸管外合併症
(→39ページ)
が治らない

成長障害を防ぐにはなるべく思春期前に

子どもの成長障害の改善には、腸の狭窄などをしっかり治療しておくほうがよいこともあります。体が大きく成長する思春期を迎える前の手術がすすめられます。

▼成長障害の程度を知るめやす

成長曲線
身長、体重の変化を記録し、グラフ化したものが成長曲線。標準的な体格との比較に用いる

骨年齢
手首の骨の密度などをはかり、年齢相応かどうかを確認する

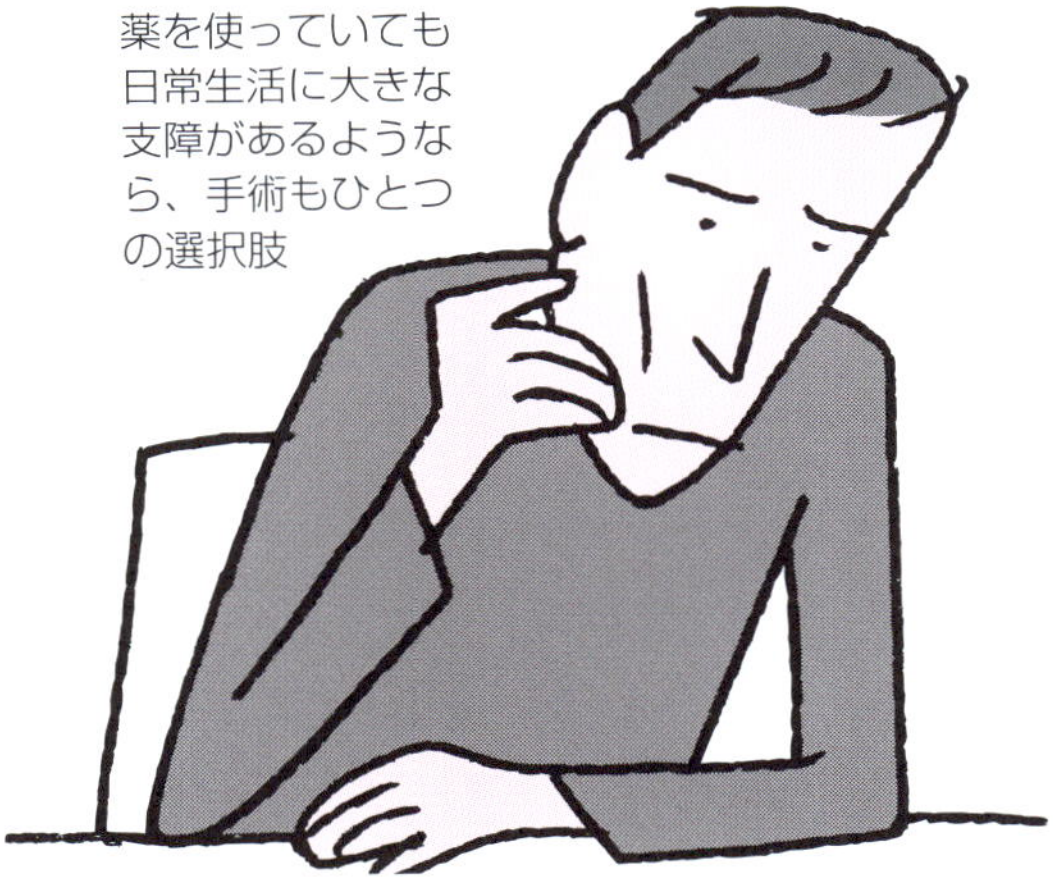

薬を使っていても日常生活に大きな支障があるようなら、手術もひとつの選択肢

薬物療法の効果が薄い人は要注意

だれでも手術はできるなら避けたいと思っていることでしょう。しかし、病状によっては手術が避けられないこともあります。

薬物療法の効果が薄く、なかなか炎症がおさまらない重症の患者さんなどは、手術が必要になる可能性があります。

逆に、薬物療法でしっかりコントロールできており、寛解状態が長く続いているのなら、急激に状態が悪化することはありません。とくに潰瘍性大腸炎なら、ずっと薬だけで対応できる人が大半です。「いずれ手術か」などとむやみに悲観する必要はありません。

本当に手術が必要か？

治療方針の見直しで手術が避けられることも

手術はできれば避けたいというのが大方の患者さんの思いでしょう。しかし、手術以外には病状の改善を見込めないと考えられる場合もあります。慎重な判断が必要です。

自分の考えをはっきりさせておこう

薬物療法の幅が広がってきたことで、手術が必要なほどの状態に進む患者さんは少なくなってきています。とはいえ、副作用のために十分な量の薬が使えなかったり、徐々に薬が効かなくなってきたりすることもあります。薬物療法など内科的治療でこのまま様子を見続けてよいか、それとも手術をしたほうがよいかは、むずかしい判断を迫られることもあります。

患者さんの状態をみながら、医師は最善の判断を示してくれるでしょう。しかし、最終的には患者さん自身の決断が必要です。しっかり考えておきましょう。

手術を受ける人の割合

過去の調査では、手術が必要になる確率は、とくにクローン病で高い数値が示されています。ただし、薬物療法が進化した現在、状況は大きく変化しているようです。

クローン病は 10年間で約7割

発症後５年で約３割、10 年で約７割の患者さんが手術を経験すると報告されている

潰瘍性大腸炎は 1割以下

手術が必要になる人は多くはないが、病変が広範囲に及ぶと、手術になる確率が高まるとされる

今後は減っていく可能性が高い !?

抗TNF-α抗体製剤などが広く使われるようになったことで、手術率は低下していると推測されている

タイミングの見極め方

手術を受けるかどうか、受けるとしたらどんなタイミングがよいかは、それぞれの病状や状況によります。

専門的な医療機関で相談してみる

現在の治療内容に疑問がある場合には、炎症性腸疾患を専門に扱う医療機関で、相談してみるのもよい方法です。実際、受診先を変更し、治療内容の見直しをはかることで手術は避けられることもあります。

命にかかわる状態ならすぐに！

68ページに示した緊急手術が必要とされる例では時間的な猶予はありません。診断がついたら、できるだけ早く受けるのがベストの選択です。

「待てる手術」ならじっくり検討

緊急手術の対象でなければ、手術を受けるかどうかを含めて検討する余地があります。メリット・デメリットを比較し、納得のいく結論を出しましょう。

受けるメリット

●病変部がなくなることで状態が改善する
●潰瘍性大腸炎では服薬不要になることもある

受けないデメリット

●先延ばしするうちに病状が重くなり、かえって広い範囲の手術が必要になることも
●高齢の患者さんなどでは、強い薬を使い続けることで、かえって全身状態が悪化してしまうおそれがある

受けないメリット

●手術そのものが体に及ぼす負担はかからない

受けるデメリット

●潰瘍性大腸炎では、排便回数が増えたり、便がもれやすくなったりするなど、新たな悩みが生じることがある
●入院が必要

主治医と相談しながら決めよう

基本は大腸全摘術。排便機能を保つことは可能

「大腸をすべて摘出する」と聞くと、「人工肛門になるのか」と思う人も多いかもしれません。しかし、潰瘍性大腸炎の場合、手術後もほとんどは肛門からの排便が可能です。

大腸をとって小腸を肛門につなぐ

潰瘍性大腸炎の手術を受けると、大腸はすべてなくなります。術後、便をつくり、ためておく機能は小腸が肩代わりすることになります。

永久的な人工肛門になる人はきわめてまれ

手術の過程で一時的に人工肛門をつくることはあるが、永久的な人工肛門にするのは、高齢などの理由で肛門の機能が低下している場合など、少数例のみ

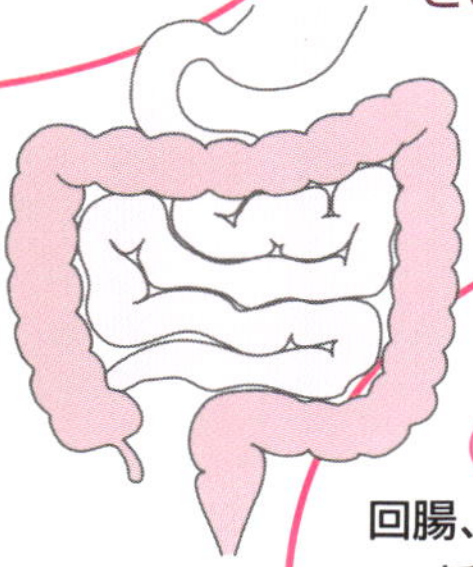

大腸はすべて摘出する

病変は一部でも全摘が基本

小腸の末端で便をためる袋（回腸嚢《かいちょうのう》）をつくる

回腸、つまり小腸の末端部分を折り返し、縫いあわせて袋状にする。これを回腸嚢という。回腸嚢に便が一時的にためておけるので、排便回数を減らせる

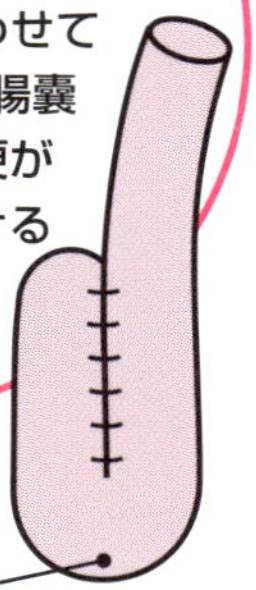
底を開いて肛門につなげる

術式は2つ

回腸嚢を肛門につなぐ方法によって2つの術式に分けられる

▼つなぐ位置

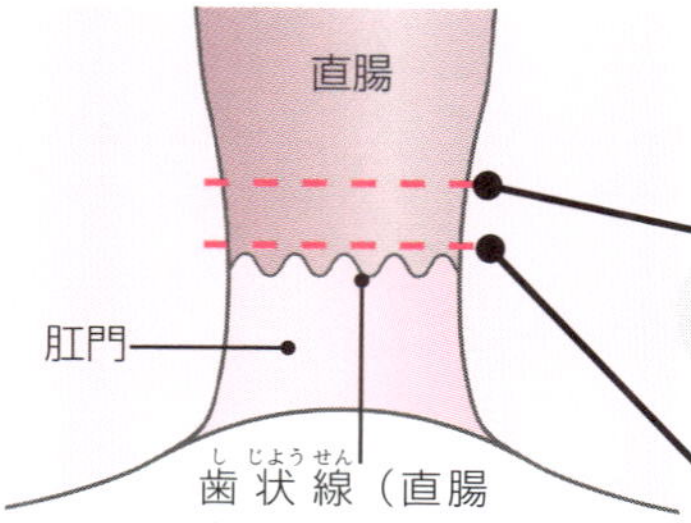
直腸
肛門
歯状線《しじょうせん》（直腸と肛門の境界）

直腸粘膜を少しだけ残してつなぐ方法（大腸全摘、回腸嚢肛門管吻合《ふんごう》術：IACA）

排便機能が良好。便もれしにくい

直腸粘膜をはぎ取ってつなぐ方法（大腸全摘、回腸嚢肛門吻合術：IAA）

粘膜の炎症・がん化の心配はなくなる

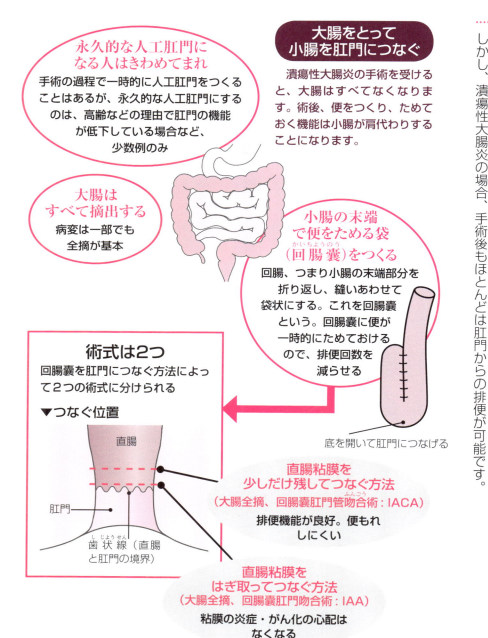

病変は一部でも大腸はすべてとる

狭窄や穿孔などがみられるところは一部でも、手術をするとなったら大腸はすべて摘出するのが潰瘍性大腸炎の手術の基本です。手術が必要になるほどの状態の場合、大腸の一部を残しておけば、そこにまた新たな病変が生じる可能性が高いからです。

大腸がすべてなくなれば、もう「潰瘍性大腸炎」が起きることはありません。

一方で、手術前にはなかった症状が起きてくることもあります（→74ページ）。どのような方法でおこなうかなど、術前の慎重な検討が必要です。

手術の進め方はいろいろ

手術をするとなったら、その進め方の検討も必要です。

開腹か腹腔鏡《ふくくうきょう》か

開腹手術が一般的ですが、近年は腹腔鏡下手術も増えています。どちらがよいかは患者さんの状態、医療者の技量などによります。

腹腔鏡下手術
おなかに数ヵ所開けた孔から器具を入れて手術する（→77ページ）。傷は小さいが手術にかかる時間が長くなる

開腹手術
おなかを切開して手術する。縦に長い傷が残る

手術の術式・回数

回腸嚢をどのようにつなぐか、術後の影響（→74ページ）なども考えて術式を決めます。

手術を２回以上に分けておこなう場合には、一時的に人工肛門をつくります。

最近は１回で手術することも増えてきています。１回で手術を終える場合、人工肛門をつくる必要はありません。

▼2回に分ける場合

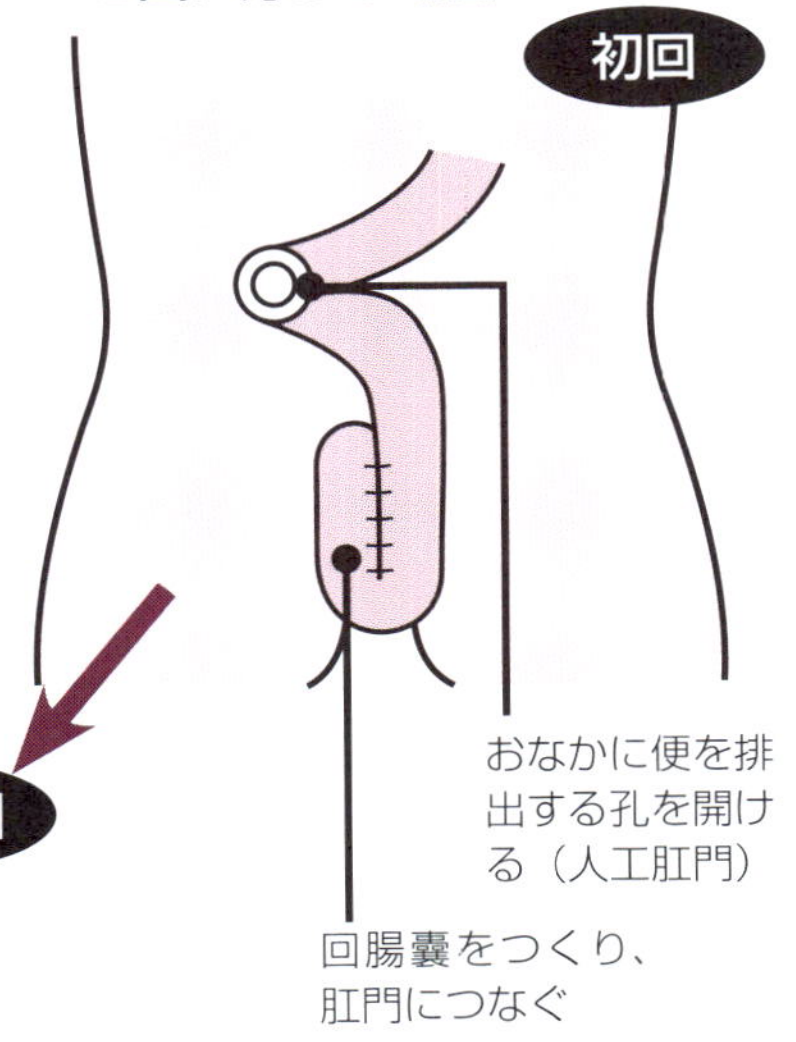

初回
おなかに便を排出する孔を開ける（人工肛門）
回腸嚢をつくり、肛門につなぐ

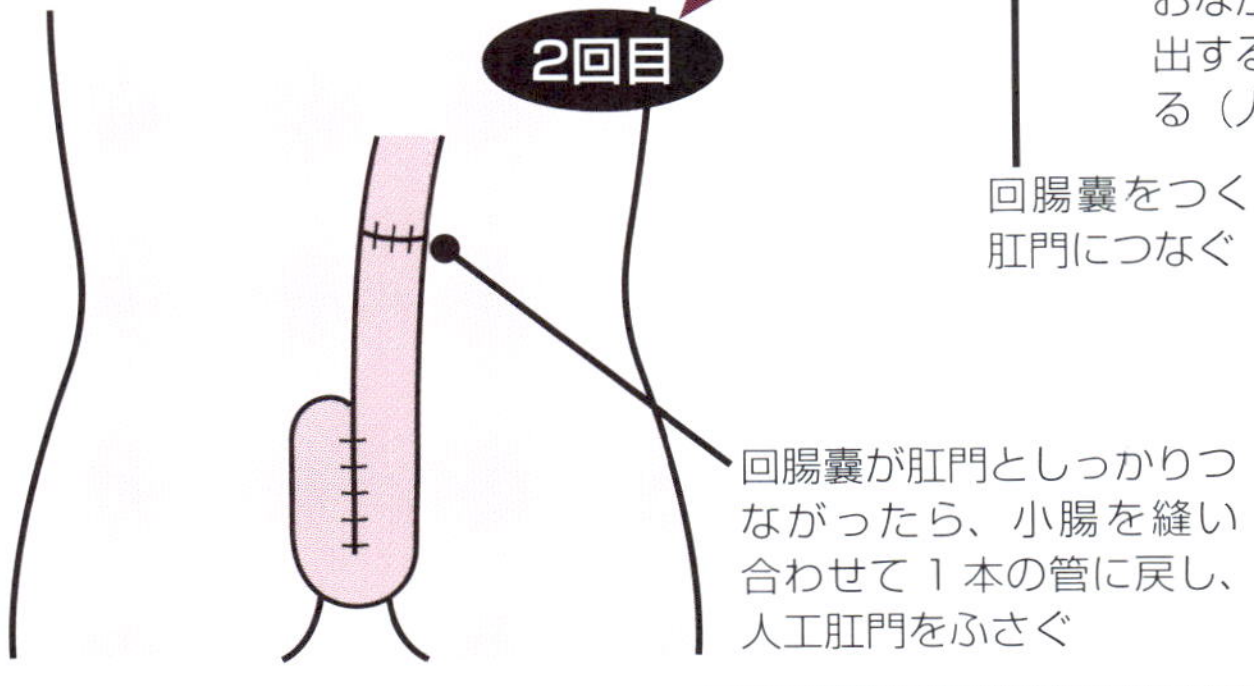

2回目
回腸嚢が肛門としっかりつながったら、小腸を縫い合わせて１本の管に戻し、人工肛門をふさぐ

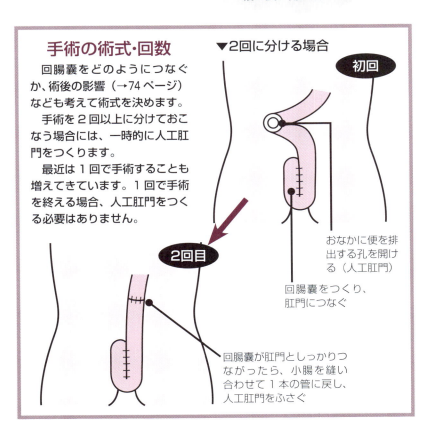

潰瘍性大腸炎の手術後

便もれ、残した部分に炎症が起きることも

潰瘍性大腸炎の手術を受けたことで症状がなくなり、服薬もやめて元気に過ごしている人も多い一方で、術後に起きた症状に悩む人もまれではありません。

起きるかもしれないこと

大腸を摘出したあとは、便が腸管を通過する時間が短くなるため、排便の回数が増えることはよくあります。そのほかにも、手術の方法（→72ページ）によって起きやすいことがあります。

直腸粘膜を残さない方法（IAA）で生じやすい

便のもれ

直腸の粘膜に炎症や潰瘍などの病変ができる心配はなくなりますが、肛門を閉じたり開いたりする機能が損なわれ、便がもれやすくなるおそれがあります。

パッドなどを活用

下着が少し汚れる程度であれば、市販の尿もれ用、あるいは軟便用のパッドを下着に貼り、汚れたらパッドだけ交換するようにするとよい。量が多ければ、紙オムツの使用も考える

筋力の回復を待つ

肛門周囲の筋肉（括約筋）の働きは徐々に戻り、ふだんは肛門をしっかり閉じていられるようになる

徐々に改善していく

粘膜を残す方法（IACA）で生じやすい

残った粘膜の炎症など

わずかに残した直腸粘膜に炎症が生じたり、がんが発生したりするおそれがあります。ただし、肛門の機能は保たれやすく、便もれは起こしにくいというメリットもあります。

定期的に検査を受けてチェック

とくに困った症状はなくても、術後も定期的に検査を受けて新たな病変が現れていないかどうかチェックしていきます。

排便の悩みは術後もしばらく続きやすい

潰瘍性大腸炎で手術を受けた場合、初めのうちは便がゆるく、しかも頻繁に便意が生じるのは普通のことです。下痢が続く間は、脱水を防ぐために水分補給は怠らず、消化のよいものを食べるように心がけましょう。おしりがかぶれてしまうようなら、医師に相談して軟膏などを処方してもらってください。しばらくすれば、小腸だけでも十分に水分が吸収できるようになっていき、便もかためになっていくでしょう。

普通とはいえないのは、強い腹痛や血便が起きてきた場合です。手術直後なら縫い合わせた傷がしっかり治っていない可能性がありますし、術後しばらくたっている場合には回腸嚢炎が生じている可能性もあります。早めに受診し、原因を確認してもらいましょう。

つらい症状からも治療からも解放される……とはかぎらない

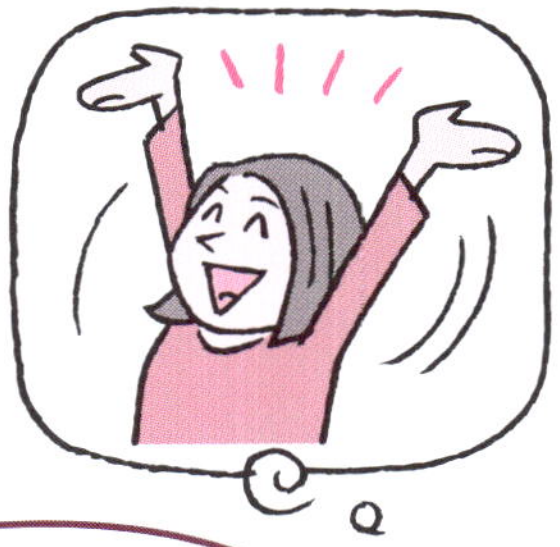

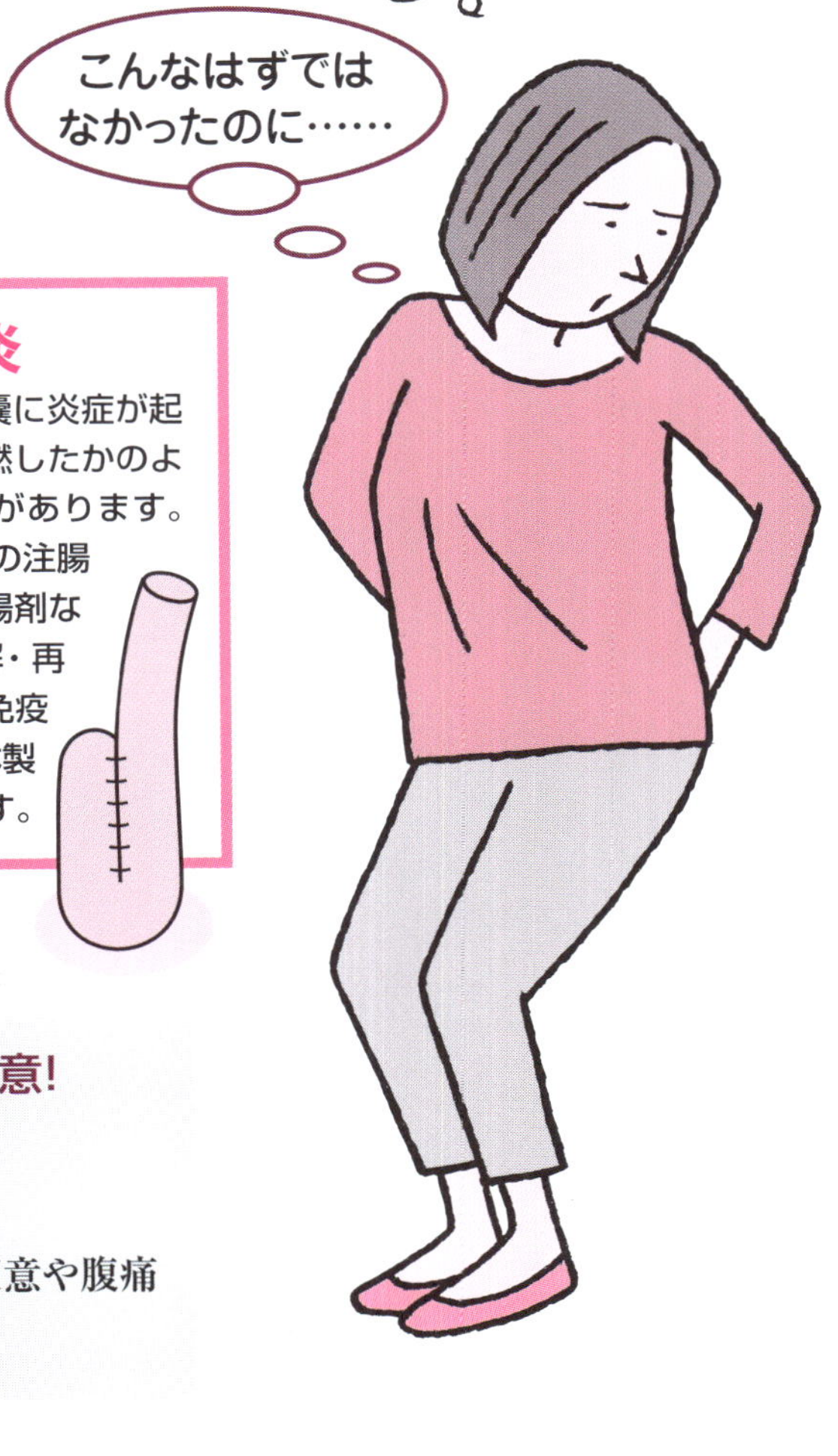
こんなはずではなかったのに……

いずれの術式でも起こる可能性がある

回腸嚢炎

小腸でつくった回腸嚢に炎症が起き、潰瘍性大腸炎が再燃したかのような症状が現れることがあります。抗菌薬や5-ASA製剤の注腸剤、ステロイド薬の注腸剤などで治療しますが、寛解・再燃をくり返すようなら免疫調節薬や抗TNF-α抗体製剤を使うこともあります。

内視鏡検査で確認

少なくとも1つの症状があり内視鏡検査で炎症性の変化が認められる場合や、広い範囲で潰瘍や出血が認められる場合には回腸嚢炎と診断されます。

この症状に注意!

□排便回数の増加

□血便

□急に生じる激しい便意や腹痛

□37.8℃以上の発熱

腸の狭窄が起きやすいから手術も多い

炎症がくすぶり続けると起こりやすいのが腸の狭窄などの合併症です。クローン病は長い経過のなかで合併症が生じることも多く、内科的治療で改善しなければ手術で治療します。

病変のある部位だけ手術。腸管はなるべく残す

クローン病の手術では、潰瘍性大腸炎のようにとくに病変のない腸管まで切除することはありません。クローン病で病変が生じやすい小腸は、切除範囲が広すぎると消化・吸収機能が大きく低下する危険性があります（短腸症候群→81ページ）。手術をするのは病変が生じているところにとどめ、腸管をなるべく残すのが原則です。

内科的治療の効果が薄い場合、手術を回避するために強い薬を増やし続けても、いずれは手術が必要になることが多いでしょう。適切な時期に手術を受け、術後に改めて再発予防の治療を開始したほうがよいこともあります。

クローン病の手術のいろいろ

薬物療法や栄養療法といった内科的治療で改善が見込めず、生活上の問題も大きいようなら外科的治療、つまり手術が実施されます。

クローン病の手術の半数以上は、腸の狭窄を広げるためにおこなわれています。

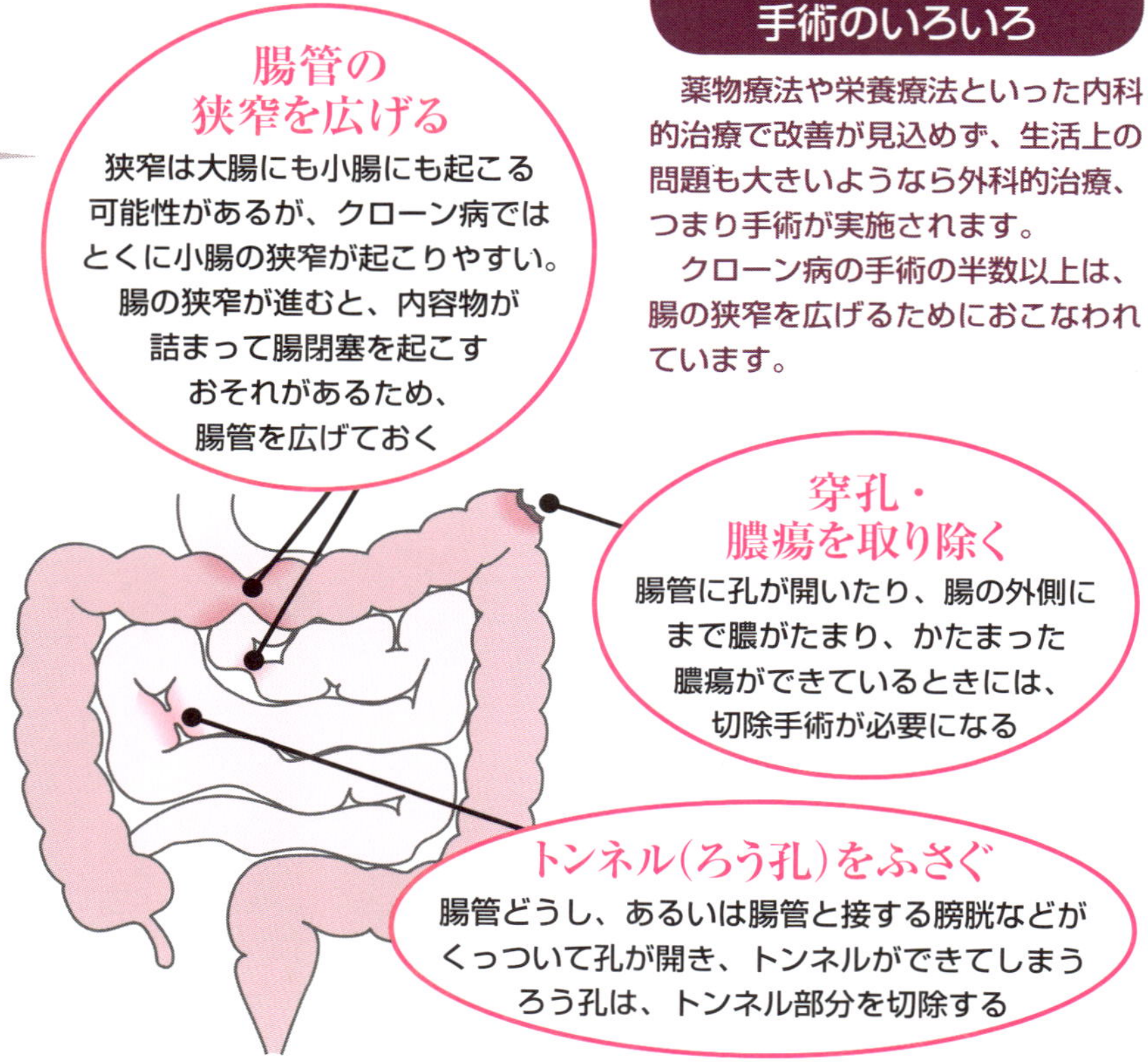
腸管の狭窄を広げる
狭窄は大腸にも小腸にも起こる可能性があるが、クローン病ではとくに小腸の狭窄が起こりやすい。腸の狭窄が進むと、内容物が詰まって腸閉塞を起こすおそれがあるため、腸管を広げておく
穿孔・膿瘍を取り除く
腸管に孔が開いたり、腸の外側にまで膿がたまり、かたまった膿瘍ができているときには、切除手術が必要になる
トンネル（ろう孔）をふさぐ
腸管どうし、あるいは腸管と接する膀胱などがくっついて孔が開き、トンネルができてしまうろう孔は、トンネル部分を切除する

狭くなった腸管の広げ方

小腸の狭窄は、可能なかぎり腸管を切除せずに広げていきます。消化機能を低下させるおそれが少ないうえ、再発率は切除した場合とかわりません。

大腸に起きた場合には、狭窄した部分を切り取ってつなげるのが一般的です。

腸管を切って縫い合わせる方法 狭窄形成術

内視鏡を使って押し広げる方法 内視鏡的バルーン拡張術

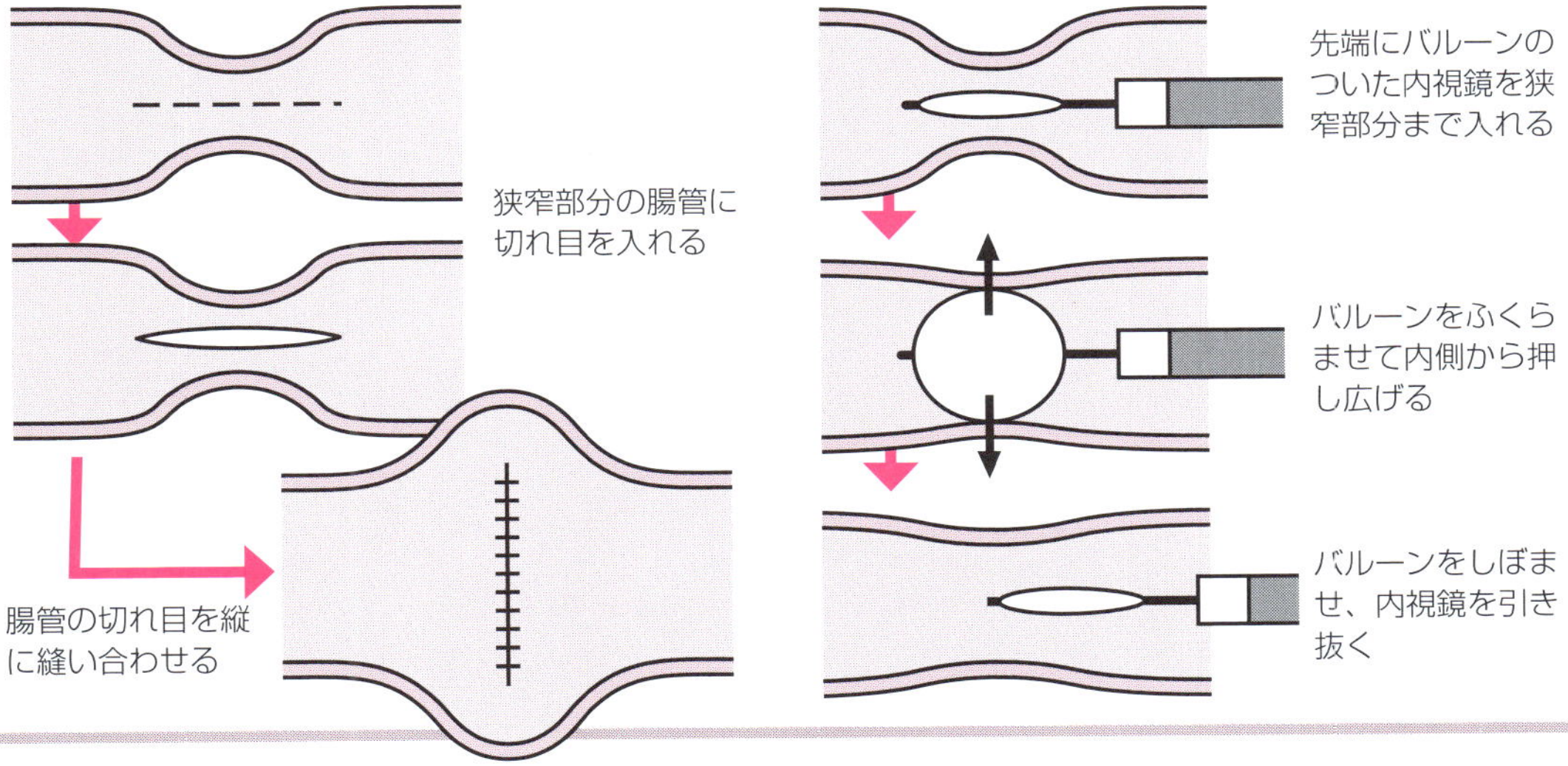

狭窄部分の腸管に切れ目を入れる
腸管の切れ目を縦に縫い合わせる
先端にバルーンのついた内視鏡を狭窄部分まで入れる
バルーンをふくらませて内側から押し広げる
バルーンをしぼませ、内視鏡を引き抜く

増えてきた腹腔鏡下手術

近年は、開腹しない腹腔鏡下手術を希望する人が増えています。ただ、腹腔鏡下手術を安全におこなうには高度な技術が必要です。経験の豊富な、専門的な医療機関で受けるようにしてください。

また、腸管がもろくなっていたり、癒着がひどかったり、複雑なろう孔ができている場合には、開腹手術をすすめられることもあります。安全性も考えたうえで選択することが大切です。

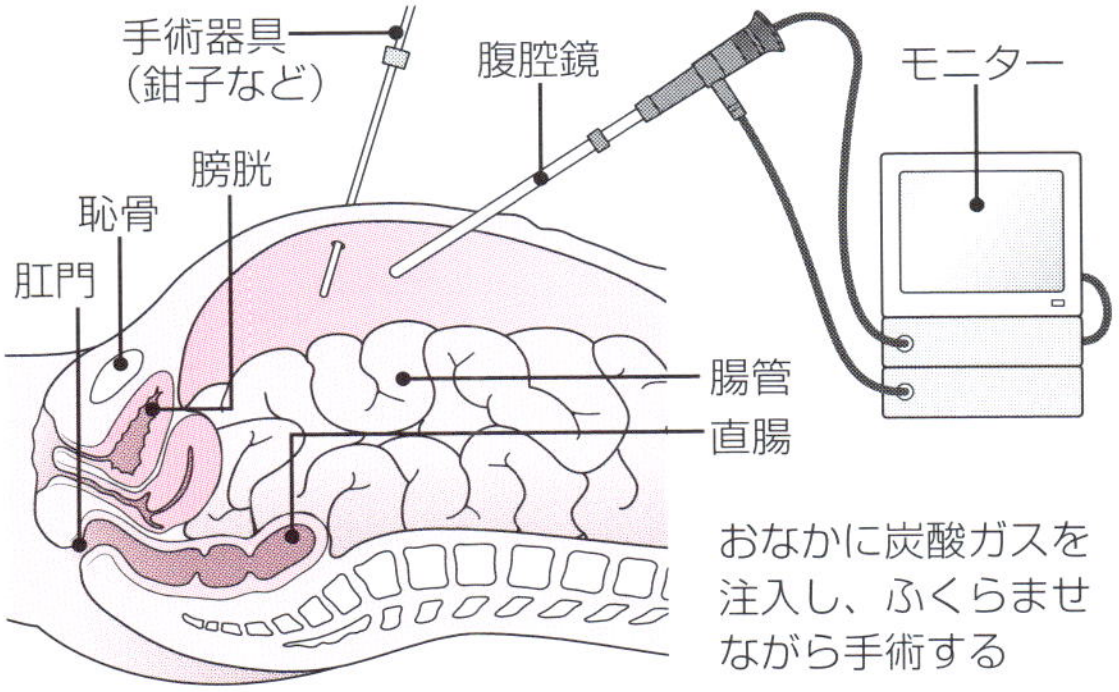

手術器具（鉗子など）
腹腔鏡
モニター
膀胱
恥骨
肛門
腸管
直腸
おなかに炭酸ガスを注入し、ふくらませながら手術する

クローン病の手術

肛門病変も悪化したら手術が必要

クローン病では、肛門病変に対する手術が必要になることが少なくありません。比較的簡単な外科的治療で改善することも多いので、つらい症状は積極的に治療していきましょう。

肛門病変に対する外科的治療

傷から膿が出たり出血したり、激しい痛みがあったりと、生活に大きな影響を及ぼすほどの状態であれば、肛門病変そのものに対する外科的治療を進めます。

痔ろうや肛門周囲膿瘍は「シートン法」で治療する

手術方法はいくつかあるが、クローン病に伴う痔ろうの場合、傷が治りにくく再発をくり返しやすいことから「シートン法」といわれる方法でおこなうのが一般的。肛門周囲膿瘍で痛みが強い場合も、皮膚を切開して膿の排出を促すため、シートン法で治療する

皮垂は切除することもある

腫れたり痛みが強かったりするようなら、切除を検討する

肛門狭窄は拡張する

肛門が腫れ、狭くなっているときは、肛門から特殊な器具を入れて押し広げる処置をおこなうことがある

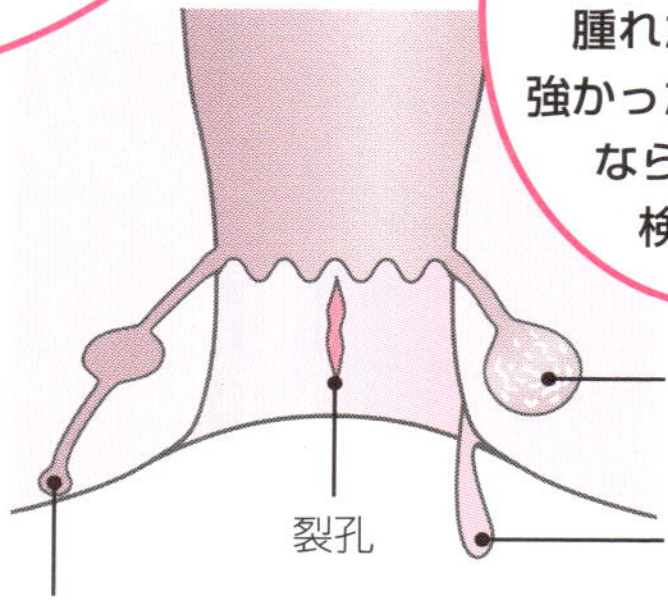

裂孔や肛門潰瘍は内科的治療で状態の改善をはかる

内科的治療で状態が改善しなければ手術を

クローン病の患者さんにみられる肛門病変は、クローン病自体が引き起こす裂孔や潰瘍と、それらの病変に、くり返し起こる下痢や感染などの影響が加わって引き起こされる肛門周囲膿瘍や痔ろう、さらにクローン病とは無関係に発生したものに分けられます。

クローン病が原因で起きている肛門病変は、薬物療法や栄養療法など、クローン病そのものに対する内科的治療を進めることで状態が落ち着いてくることもあります。しかし、肛門病変そのものに対する処置が必要になることも少なくありません。

シートン法の進め方

肛門の中から皮膚につながるトンネルにゴムを通し、膿の排出を促しながら、徐々に組織が再生するのを待つ方法です。ゴムが抜け落ちるまで１年ほどかかることもあり、ゴムをつけている間は違和感もありますが、肛門が変形することもなく安全です。

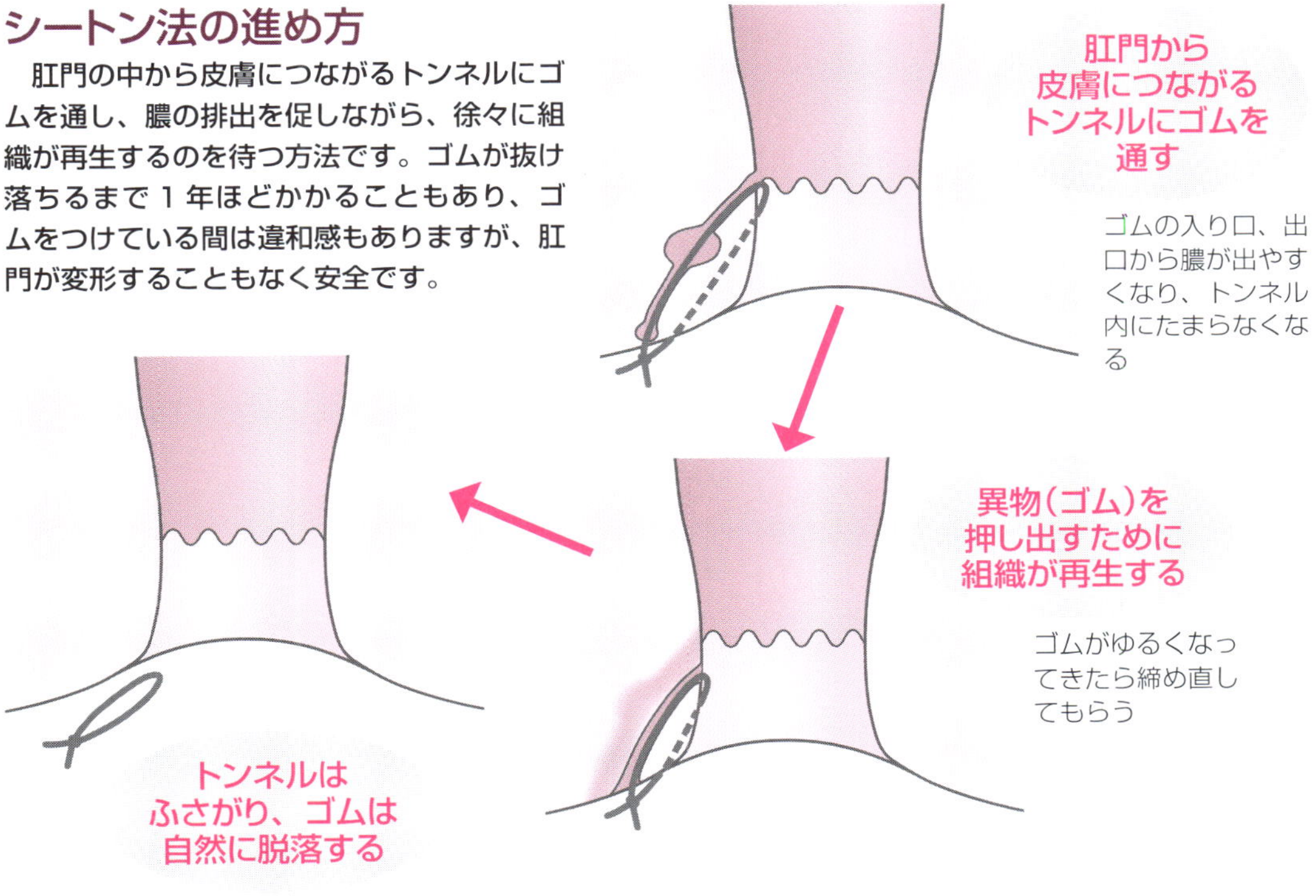

肛門から
皮膚につながる
トンネルにゴムを
通す
ゴムの入り口、出口から膿が出やすくなり、トンネル内にたまらなくなる
異物（ゴム）を
押し出すために
組織が再生する
ゴムがゆるくなってきたら締め直してもらう
トンネルは
ふさがり、ゴムは
自然に脱落する

重症例には人工肛門という選択肢もある

直腸病変、肛門病変がひどく、肛門からの排泄がむずかしい――そんな事態に陥った場合には、人工肛門をつくるのも一つの選択肢です。

おなかに開けた孔から便が排出され、排便時の苦痛はなくなります。ただ、生活上の制限が増える面もあります。

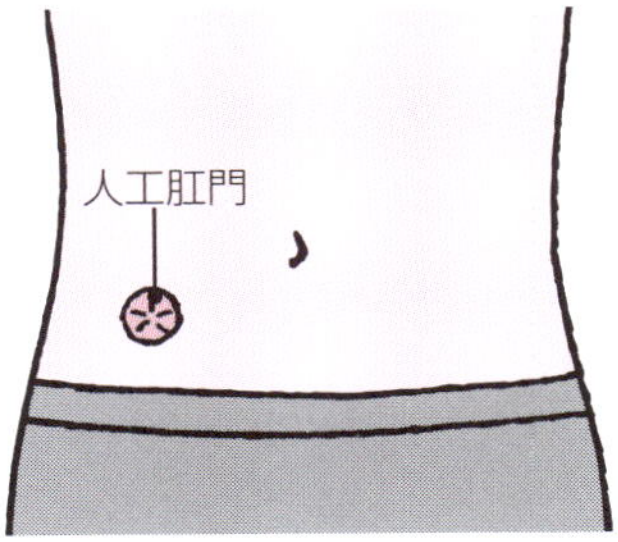

人工肛門

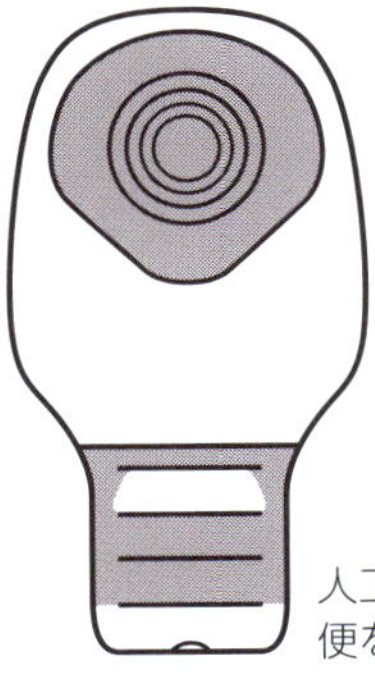

人工肛門に装着する装具。自然に出てくる便を袋状の部分にため、適宜捨てる

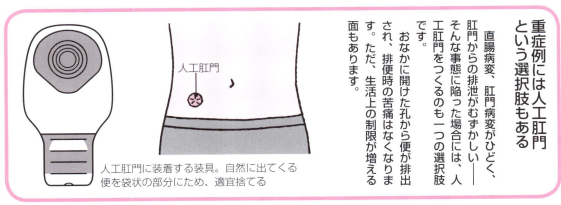

再発を防ぐために術後も治療を続ける

手術をしたからといってクローン病が治ったわけではありません。消化管全体をよい状態に保ち、再び病変をつくらないためには手術前と同じように薬物療法を続ける必要があります。

手術で「根治」は目指せない

さまざまな不快症状を引き起こす大きな原因となっていた病変の手術に成功しても、それで治療が終わるわけではありません。同じような病変が再発しないよう、治療を続ける必要があります。

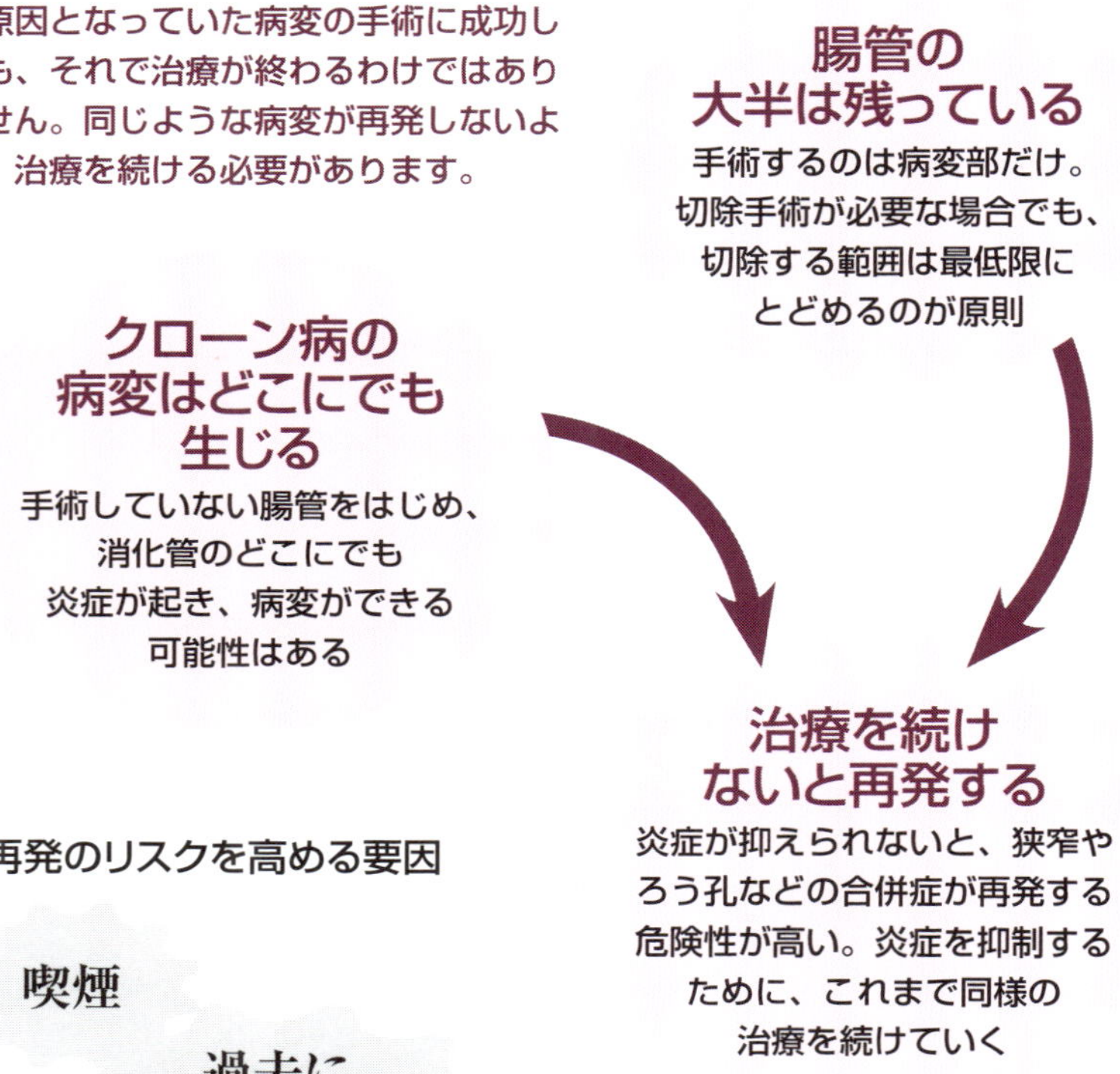

腸管の大半は残っている
手術するのは病変部だけ。切除手術が必要な場合でも、切除する範囲は最低限にとどめるのが原則
クローン病の病変はどこにでも生じる
手術していない腸管をはじめ、消化管のどこにでも炎症が起き、病変ができる可能性はある
治療を続けないと再発する
炎症が抑えられないと、狭窄やろう孔などの合併症が再発する危険性が高い。炎症を抑制するために、これまで同様の治療を続けていく

▼再発のリスクを高める要因

- 喫煙
- 過去に腸の切除手術を受けている
- 穿通*がみられた病変
- 再発予防の治療が不十分
- 肛門病変

＊ろう孔や穿孔ができた状態

（ECCO のガイドラインより）

再手術をする人の割合

クローン病の患者さんは、複数回の手術を受けている人も少なくありません。最近の調査でも再手術を経験する人は 10 年で 35% と報告されています。

術後の状態を確認しながら、適切な治療を続けていくことで、手術のくり返しを防ぎましょう。

手術後の再発予防のポイント

手術後にどんな薬を使いながら治療するか、改めて治療方針を立て直します。

手術で腸や肛門の病変を治療

↓

術前の治療内容を踏まえ、寛解維持療法と同様の治療を続ける

術後の経過を内視鏡検査でチェック

栄養療法の再発予防効果ははっきりしていない

↓

自覚症状はなくても内視鏡で再発が確認されたら、寛解導入療法と同様の治療に切り替える。抗TNF-α抗体製剤など強めの薬を使用する

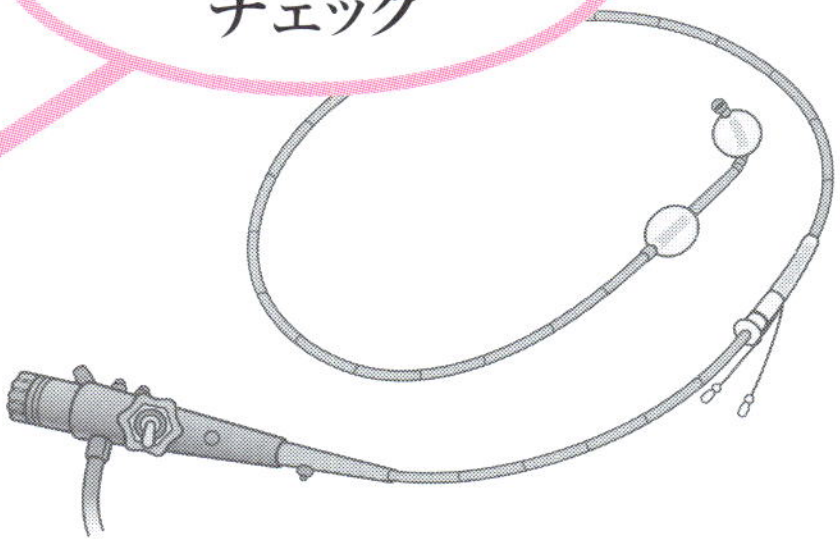

術後、早い時期に再発が生じることも

クローン病では、手術部位に再び狭窄やろう孔が生じることがあります。内視鏡検査をすると、術後半年〜一年以内に再発が確認できることも少なくありません。

ただ、必ずしもすぐに再手術が必要なわけではなく、内科的治療でコントロールできる場合もあります。再発する危険性の高さ、内視鏡検査の結果をみながら、改めて治療方針を立てていきます。

切除手術のくり返しは短腸症候群をまねく

広範囲に及ぶ切除手術などの結果、小腸が短くなり、栄養を十分に吸収できなくなってしまう状態を短腸症候群といいます。

大腸はすべて切除しても小腸がその働きを肩代わりしてくれますが、小腸の代わりをつとめられる臓器はありません。だからこそ、小腸の切除は最小限の範囲にとどめることが重要なのです。

COLUMN

高齢の患者さんの治療はより慎重に

患者さんの状態によって十分な薬が使いにくいことも

高齢者人口が増え続ける日本では、高齢の潰瘍性大腸炎やクローン病の患者さんも増えています。

病気の進み方や治療法は、患者さんが高齢だからといって若い世代の人と大きく違うわけではありません。一方、高齢者ならではの注意点もあります。

一般に高齢になるにしたがい、さまざまな病気をかかえやすくなります。見分けるべき病気が多く、診断に時間がかかることもありますし、薬物療法を始める際には、ほかの病気の治療薬との飲み合わせを考慮する必要もあります。

また、若い人にくらべ、治療薬による副作用が出やすい傾向もみられます。とくに「感染症」には注意が必要です。全身状態が悪化していれば、あまり強い薬は使えません。薬物療法の効果が十分に得られない場合には、時期を逃さずに手術を検討したほうがよいこともあります。

▼高齢の患者さんにみられる傾向

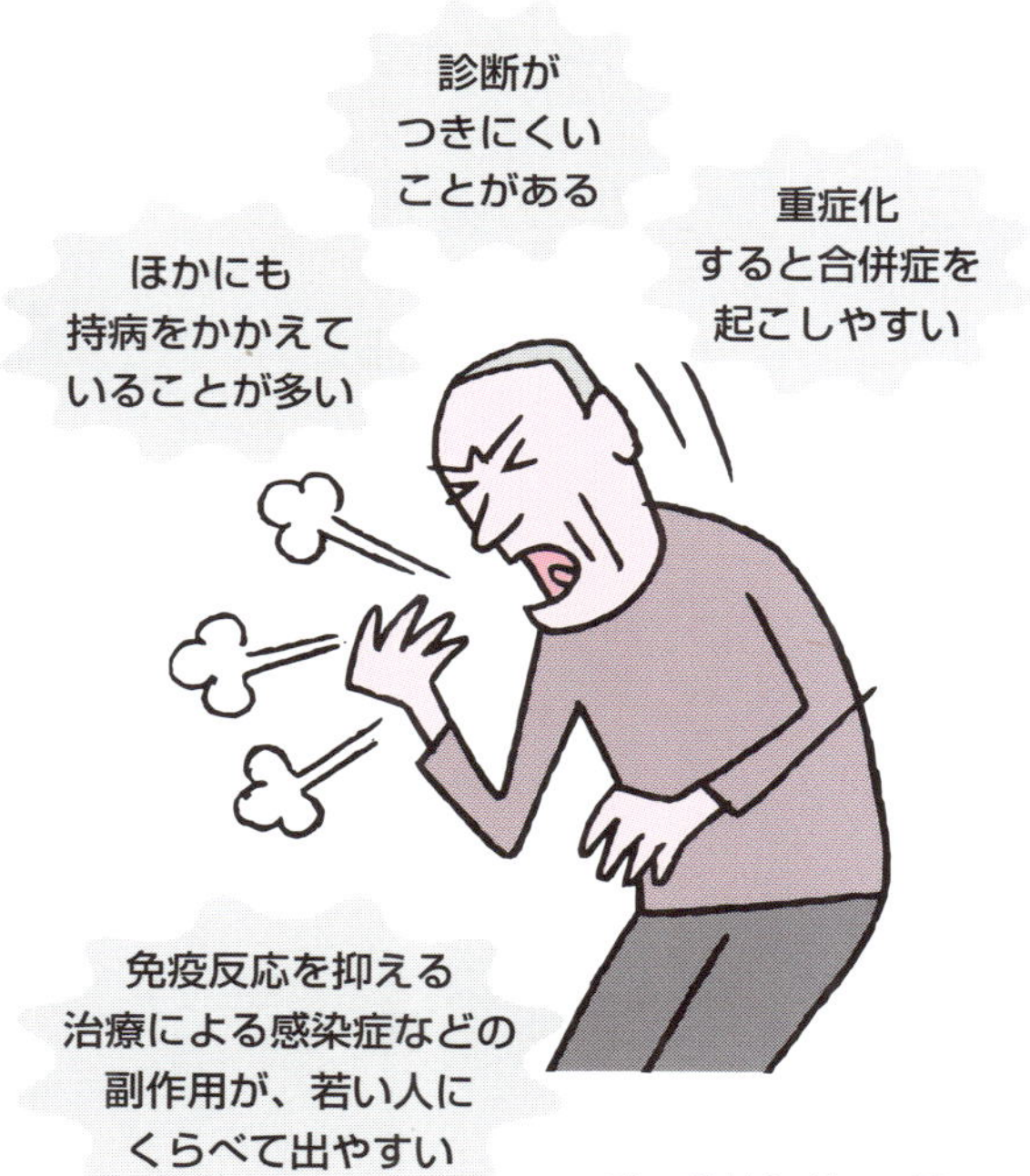
診断がつきにくいことがある
重症化すると合併症を起こしやすい
ほかにも持病をかかえていることが多い
免疫反応を抑える治療による感染症などの副作用が、若い人にくらべて出やすい

咳、発熱など、風邪のような症状が続くときは早めに医療機関へ

5

腸を守る生活のポイント

腸が炎症のない落ち着いた状態に戻ってくると、
治療がおろそかになってしまいがちな人もいれば、
よい状態が続いていても「いつまた悪化するか」と
不安でいっぱいの人もいるでしょう。
病気と上手につきあいながら生活を楽しむためには
ちょっとした心がけが大切です。

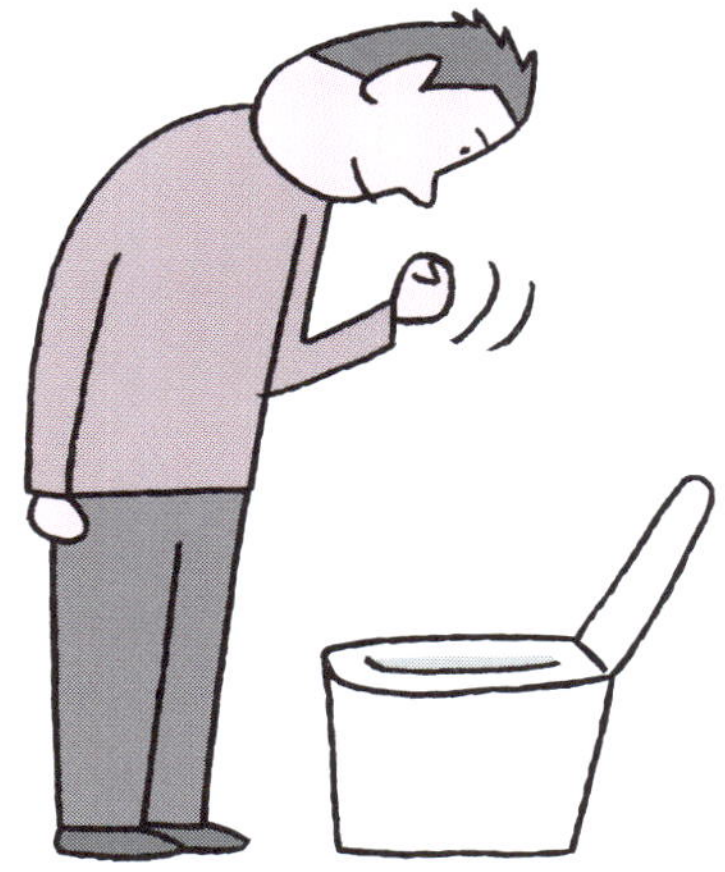

基本の心がけ

薬は大切なパートナー。「やめること」がベストではない

腸に炎症が起きやすい体質を根本から改善していくのはむずかしいのが現実です。目指すべきは薬なしの生活ではなく、上手に薬を使って普通に暮らしていくことと心得ましょう。

症状がないときこそ治療し続ける努力が必要

症状のない状態が長く続けば、暮らしへの影響はほとんどなにもありません。病気に左右されない生活を送るためには、症状がないときにも、しっかり薬を使い続けていくことが大切です。

症状がない状態が長く続くと、いつまで治療を続けなければならないのか、薬をやめてもよいのではないかという思いをもつようになることもあるかもしれません。しかし、多くの慢性的な病気同様、薬を使うことでよい状態を維持できているのであり、治療をやめれば、病気の勢いは増してしまう可能性が高いでしょう。治療は続けていきましょう。

ずっと続けていくこと

普通に暮らしていくためには、病状が安定している間も治療をおろそかにしないことが大切です。

1～2ヵ月ごとの通院

病状が安定しても通院は続け、治療薬の処方や投与を受ける。定期的に血液検査をおこない、病気の勢いの変化に早めに対処する

毎日の服薬

医師の処方にしたがい、治療薬を使い続ける。基本薬は毎日服薬。抗TNF－α抗体製剤を使用している場合には、決められた間隔で自己注射を続けたり、通院による点滴を受けたりする

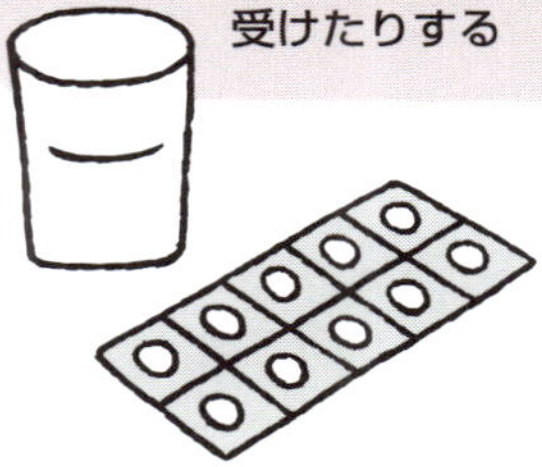

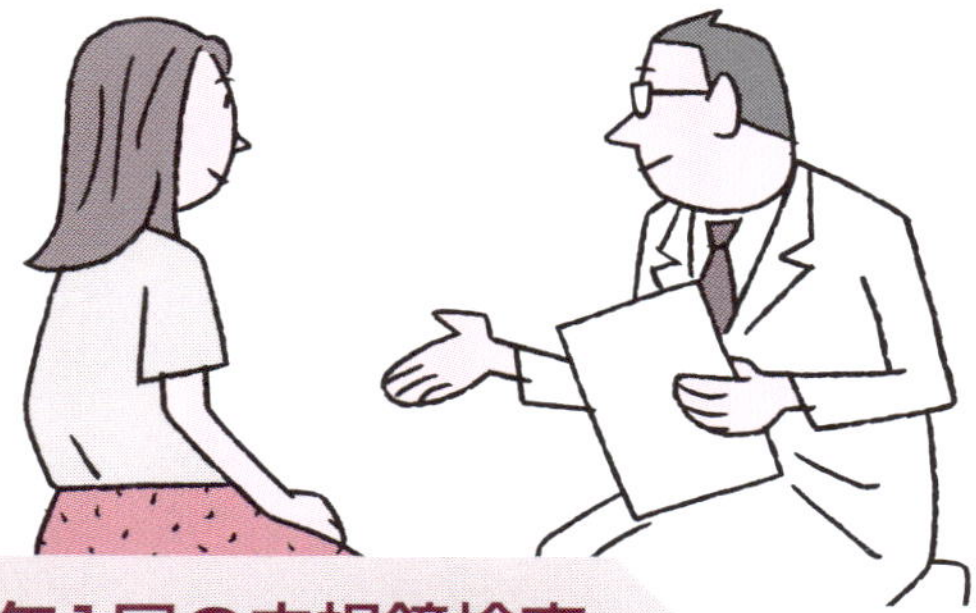

年1回の内視鏡検査

再燃の兆候がみられないか粘膜の状態を確認。定期的に検査を受けることで、万が一、がんが発生した場合にも早期発見が可能

再燃をまねく要因

落ち着いていた症状が、またひどくなってきたようなら再燃と判断します。再燃の多くは、治療が不十分であることの表れです。

薬の飲み忘れ

症状がなくなると服薬のモチベーションが低下しがち。飲み忘れが続いたり、通院をやめてしまったりすると、いずれ再燃する危険性が高まる

薬の減らしすぎ

再燃をくり返す患者さんのなかには、処方されている薬の量が少なすぎると考えられる人も。なかなか病状が安定しない場合には、専門の医療機関で相談してみよう

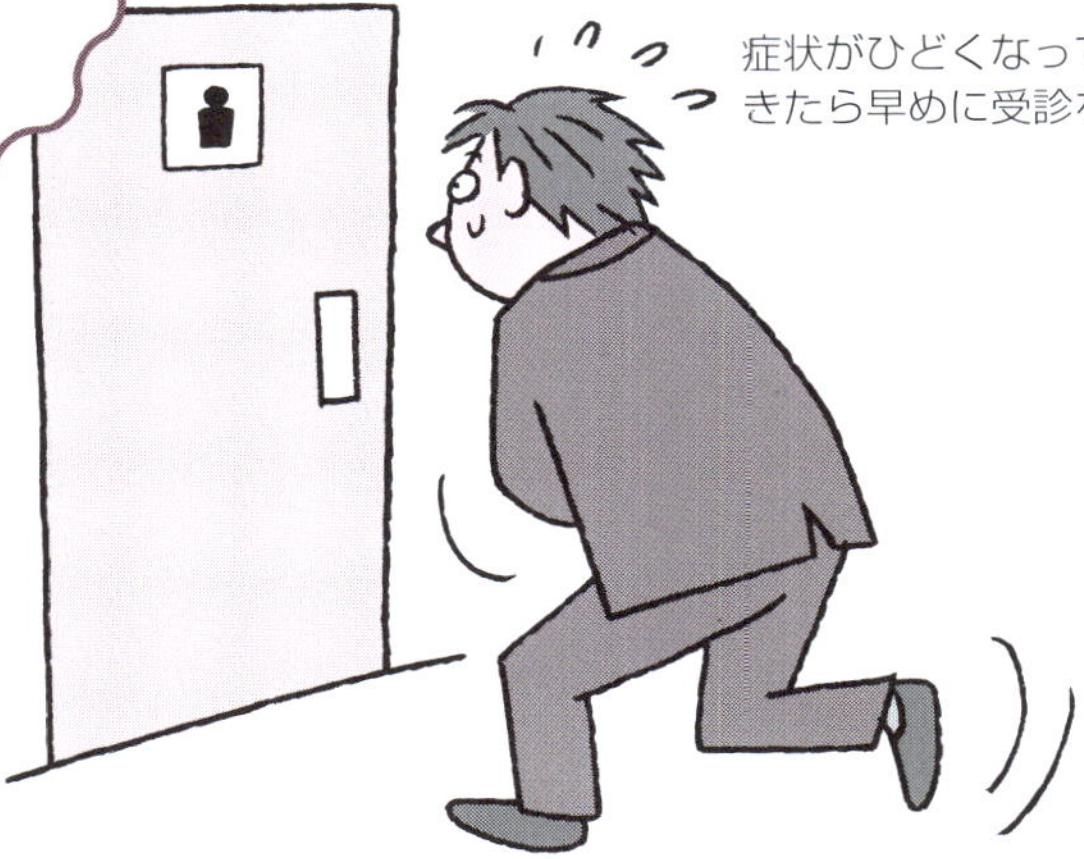

症状がひどくなってきたら早めに受診を

風邪などの体調不良

長い経過のなかでは、感染性の胃腸炎などをきっかけに症状が強まり、なかなかおさまらなくなってしまうこともある。早めに医療機関にかかり、適切な診断・治療を受けよう

体調を整えるには……

- うがい、手洗いで感染予防
- 疲れをためない
- 生活リズムを規則正しく

など

ストレスで再燃するようなら治療内容の見直しを

腸の働きがストレスの影響を受けやすいことは確かです。ただ、多少のストレスだけで炎症が強まるというものではありません。

「ストレスで悪化する」と感じている患者さんのなかには、治療が不十分な人も少なくありません。炎症がくすぶっていないか、治療内容を見直してもらうことが必要です。

ふだんの暮らし

薬をきちんと飲んでいれば普通に暮らせる

よい状態が続いていても、「また悪化するのでは」と不安をいだいている患者さんは少なくありません。しかし、症状が落ち着いているなら、気にしすぎないことも大切です。

必要以上に自分の行動を制限しないで

薬の進歩もあって、多くの患者さんはよい状態を長く維持できるようになっています。

よい状態を維持するために必要なのは適切な治療です。生活に制限を課すことが病状の改善に結びつくとはいえません。病気に対する治療は必要ですが、とらわれすぎるのも問題です。

寛解期であれば、生活上、制限すべきことはとくにありません。「自分は病気だから」と必要以上に自分の行動を制限せず、当たり前の生活を楽しんでいけばよいのです。実際、多くの患者さんは「普通の暮らし」を続けていけています。

多くの患者さんがもつ不安

よくなってきたと思っていたら、また症状が悪化する――そんな状態が続いていれば毎日、心が晴れないのも無理はありません。まずは治療をしっかり続けてください。

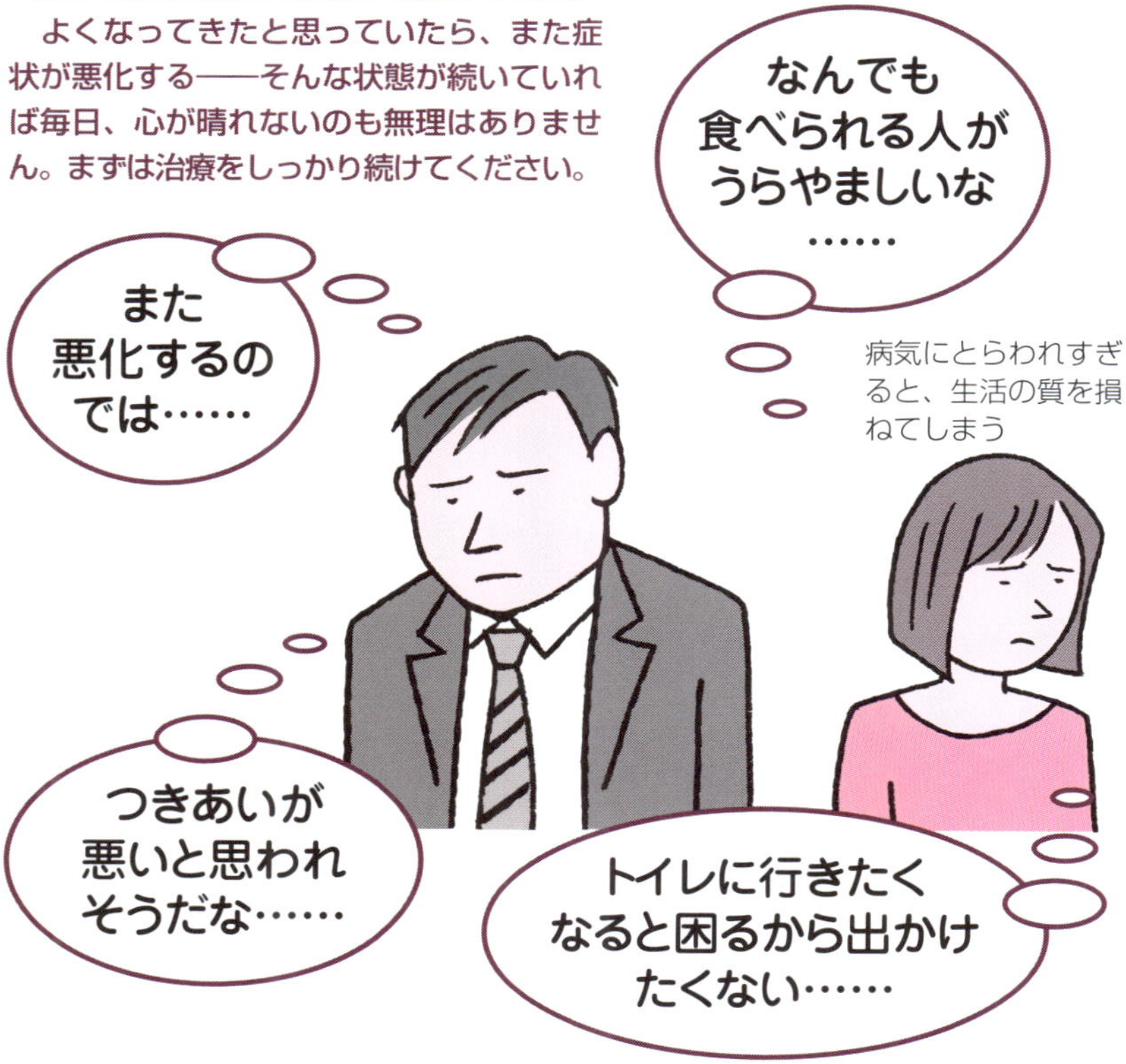

なんでも食べられる人がうらやましいな……
また悪化するのでは……
つきあいが悪いと思われそうだな……
トイレに行きたくなると困るから出かけたくない……

病気にとらわれすぎると、生活の質を損ねてしまう

職場・学校でも安心して過ごすために

「普通の暮らし」を続けていくために、職場や学校など、社会生活の場で感じる不安を解消していきましょう。

就活時には……職種選びにとくに制限はない

潰瘍性大腸炎やクローン病だからといって、就けない職業はありません。病状が安定していれば、就職活動中にあえて病気のことを告げる必要もないでしょう。

ただ、病状が安定していないと、本人が仕事どころではないということもあります。まずは安定した病状を保てるようにしておくことが重要です。

学校では……担任の先生に病状を説明しておく

症状が落ち着いていれば、学校での生活で制限すべきことはありませんが、担任の先生には病気があることを理解しておいてもらいましょう。

トイレに行く回数が多い、給食を食べきれないなどということがあれば、クラスの子どもたちにも事情を告げておいたほうがよいこともあります。そうした対応を含め、不安なく過ごせるように協力してもらいましょう。

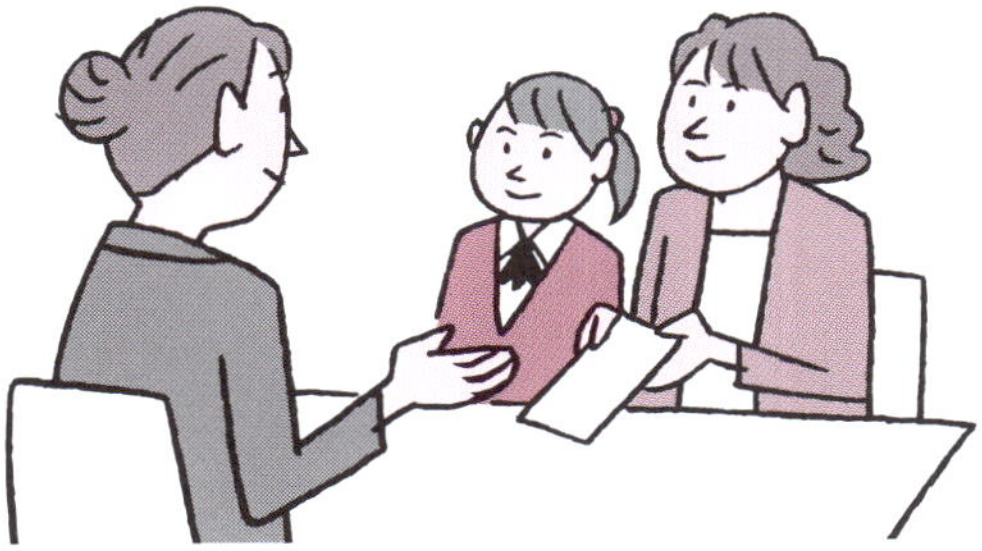

学校側と相談するときには、主治医に診断書を書いてもらい、持参するとよい

職場では……寛解が続いていれば仕事にはなんの問題もない

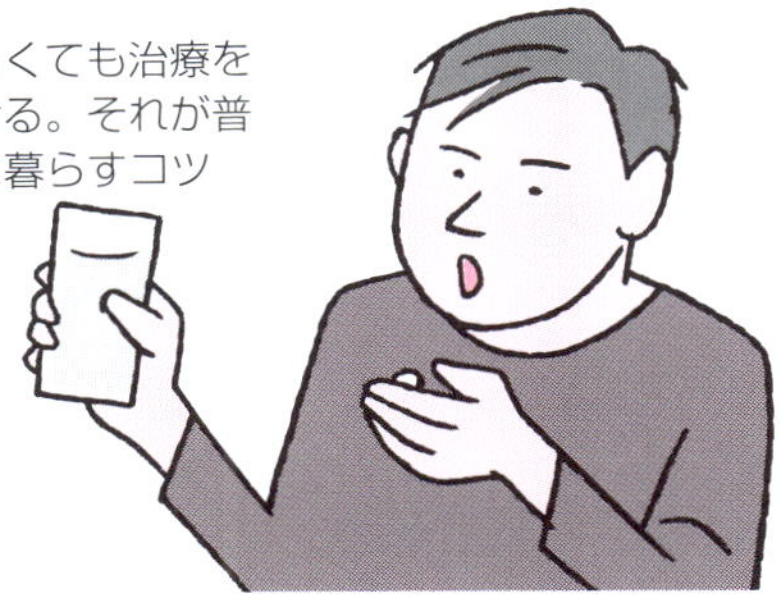

忙しくても治療を続ける。それが普通に暮らすコツ

発病時期や重症度にもよりますが、各界で活躍している患者さんはたくさんいらっしゃいます。状態が安定していれば、出張も残業も会食も、とくに制限する必要はありません。

ただし、忙しいからと通院・服薬がおろそかになると病状に影響します。その点だけは気をつけていきましょう。

ふだんの暮らし

大切なのは特別なことより当たり前の心がけ

ふだんの暮らしのなかで心がけていきたいことは、病気があってもなくても同じです。健康維持に必要な一般的な注意で十分。「特別なこと」をする必要はありません。

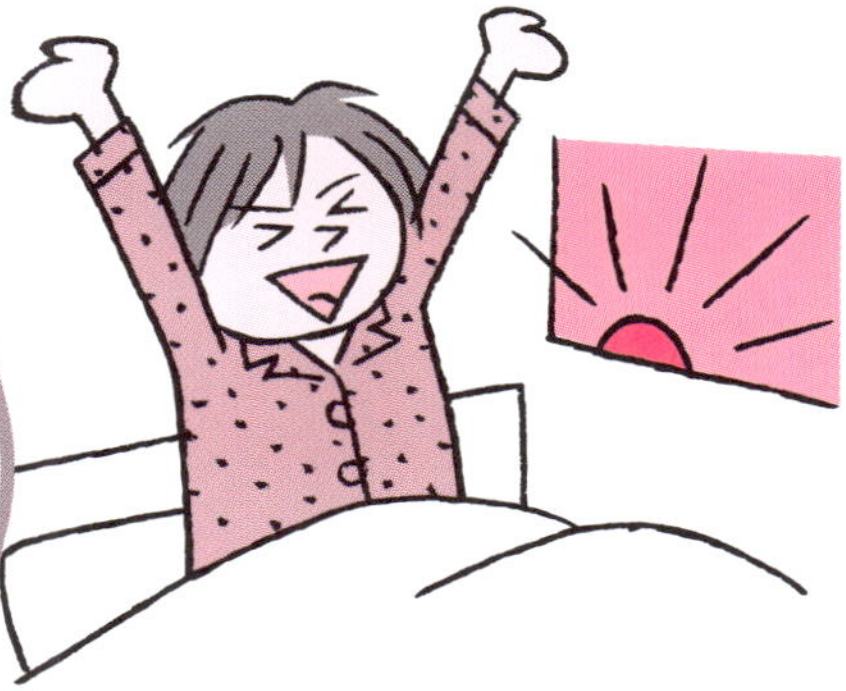

早起きをして毎日リセット

夜更かししたあとも寝坊はせず、同じ時間に起きるようにするのが、生活リズムを乱さないコツ。朝日をしっかり浴びて、乱れたリズムをリセットしよう

1日3食しっかり食べる

食事のタイミングを守ることも、腸の働きを乱さないコツ。しっかり出すにはしっかり食べることも重要

食事内容については90、92ページ

体を動かす

適度な運動は健康維持に役立つのみならず、腸の状態を改善する効果もあると考えられている。ただし、炎症が強く、疲れやすいときは休養も大切

タバコはクローン病を悪化させる

喫煙は健康をそこなう悪しき生活習慣の代表ともいえるものですが、とくにクローン病には危険な習慣であることがわかっています。発症率や、寛解導入後の再燃率、手術率は喫煙者のほうが高く、1年以上の禁煙に成功すれば、よい状態が維持しやすくなるなどといったデータもあります。

状態が悪いときはもちろん、寛解後も禁煙を続けるようにしましょう。

よい生活習慣を守ることで腸の負担を減らしていく

おなかの症状に苦しめられていた患者さんが、生活習慣を見直すうえで、まず気にかかるのは食事のことでしょう。食事の影響は潰瘍性大腸炎とクローン病で少し異なるので、それぞれ別個に説明します（→90、92ページ）。ただ、

生活リズムを守って暮らす

腸の働きは、生活リズムの乱れに敏感に反応します。生活リズムを整えましょう。

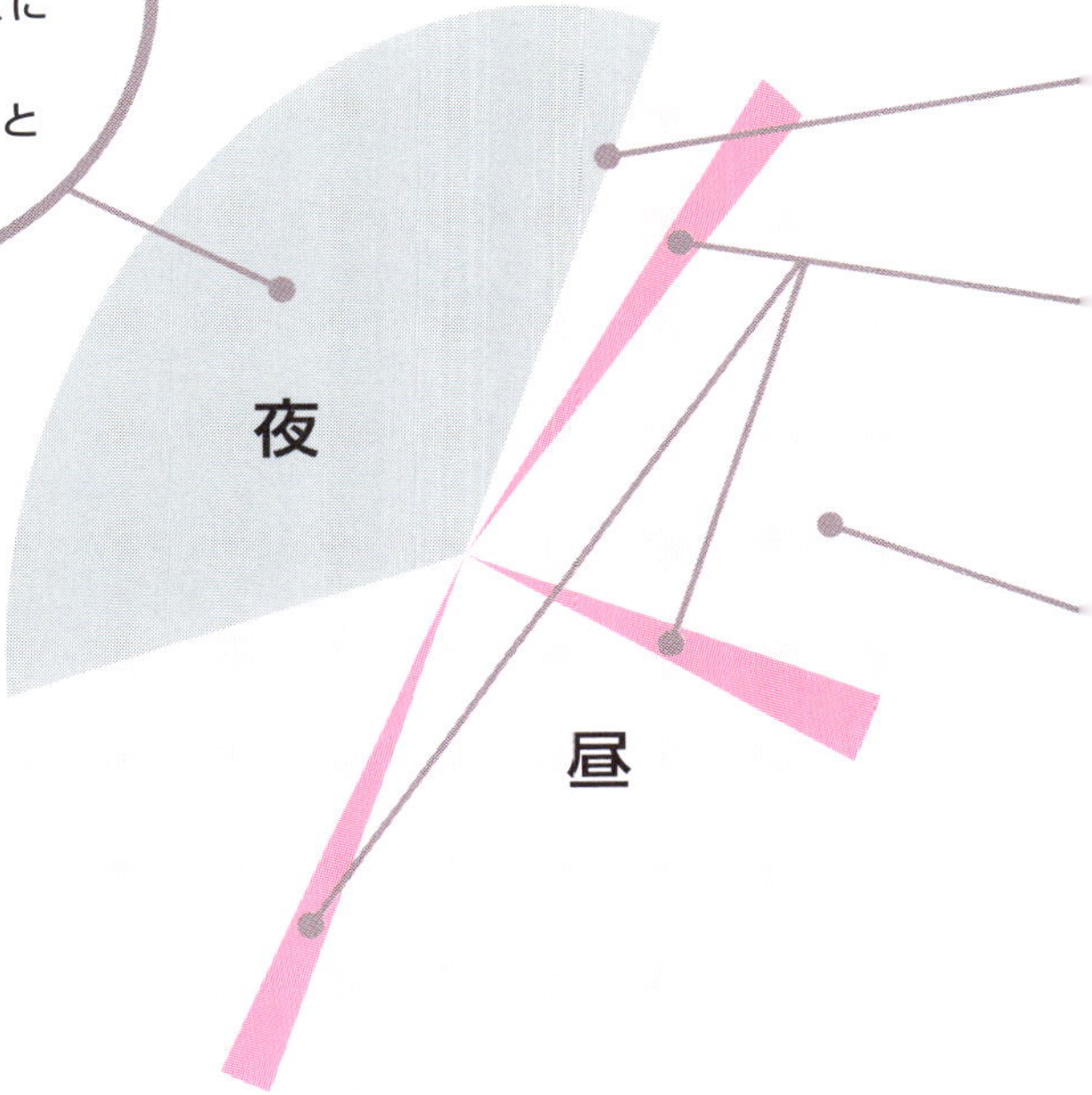

寝不足にならないようにする

疲れがたまると正常な免疫反応まで低下しがちになる。しっかり睡眠をとって体を休ませよう。とくに炎症がくすぶっていると体力を消耗する。「疲れた」と感じたら無理をしないことが大切

状態が悪化すると、就寝中に便意が起き眠りを妨げられることも。再燃の可能性もあるので、医師に相談を

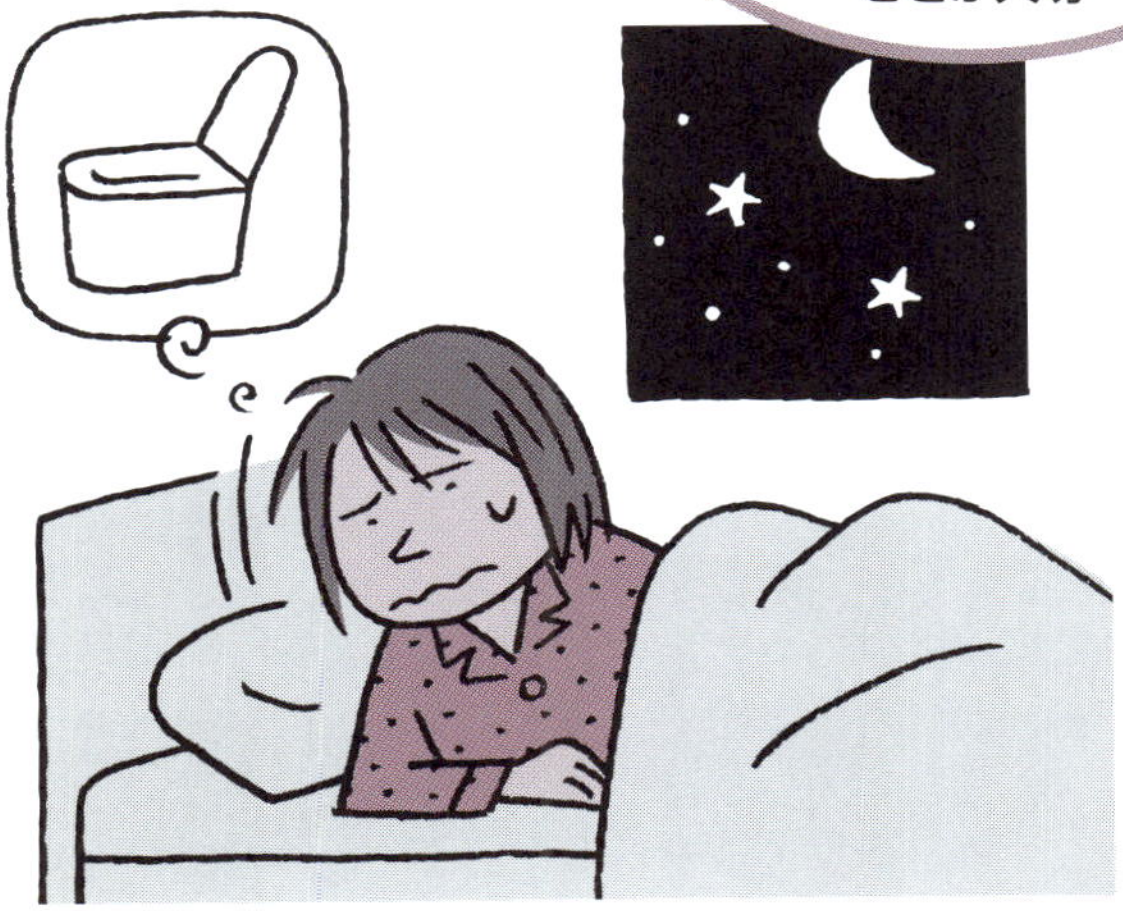

薬をしっかり使ってよい状態を維持できていれば、どちらの病気も食事内容自体は「普通」でかまいません。

食事以外にも、運動、睡眠など、健康的な生活習慣をつくるポイントはいろいろあります。大きな視点でみれば、健康的な生活を送ることは全身の健康にとって有用なことですし、結果的には腸の負担を減らすことにつながっていきます。ごく当たり前の常識として、よい生活習慣を守っていこうという心がけは忘れないでください。

ほどほどの飲酒は病状に影響しにくい

タバコ同様「嗜好品《しこうひん》」ではありますが、お酒を飲む習慣と病状との関連はあまりなさそうです。ほどほどの量を守れるのであれば、禁酒までは必要ありません。

ただし、大量のアルコールは消化管の粘膜を障害する危険性があります。飲みすぎは避けることが大切です。

かたよりのない「普通の食事」で大丈夫！

潰瘍性大腸炎の病状の変化は、食事内容とはあまり関係がありません。激しい下痢が続いている時期でなければ、あれこれ制限せず、普通の食事をしっかり食べることが大切です。

食事についての基本原則

潰瘍性大腸炎の場合、寛解期の食事制限は基本的には不要です。「普通の食事」を規則正しくとることが、よい状態を維持する秘訣です。

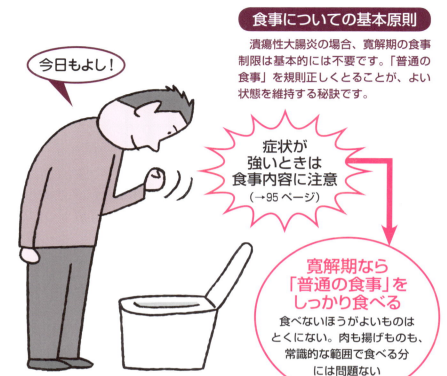

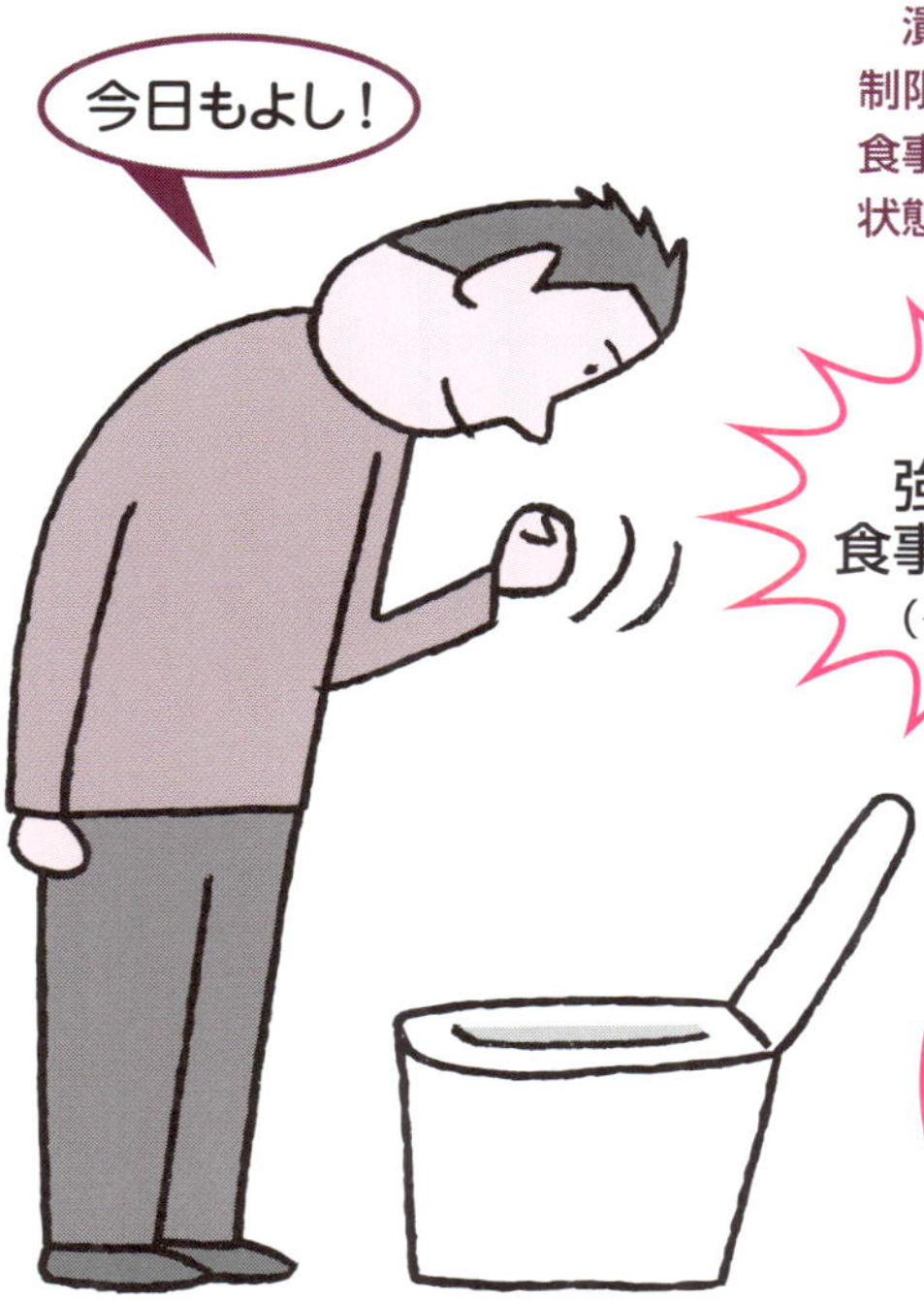

しっかり食べることが快便につながる

症状が強いときは食事内容に注意
(→95 ページ)

寛解期なら「普通の食事」をしっかり食べる

食べないほうがよいものはとくにない。肉も揚げものも、常識的な範囲で食べる分には問題ない

厳しすぎる制限は弊害のほうが大きい

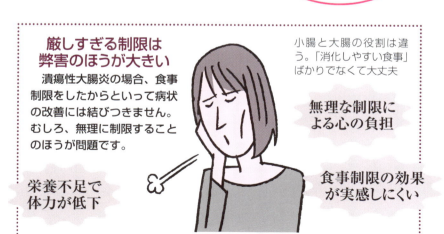

潰瘍性大腸炎の場合、食事制限をしたからといって病状の改善には結びつきません。むしろ、無理に制限することのほうが問題です。

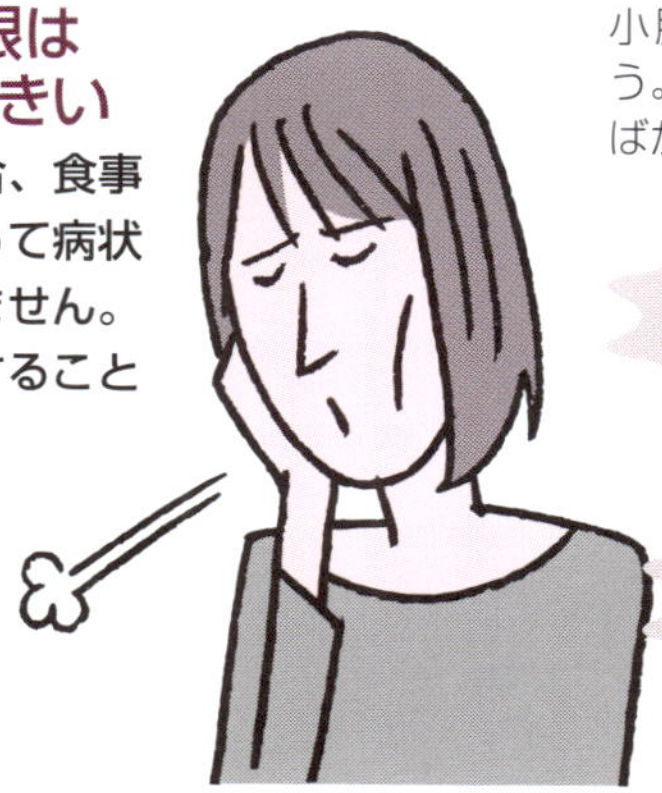

小腸と大腸の役割は違う。「消化しやすい食事」ばかりでなくて大丈夫

無理な制限による心の負担

食事制限の効果が実感しにくい

栄養不足で体力が低下

「普通」にもルールはある

「普通の食事」というのは、かたよりのない食事のこと。食べる内容も量も食べ方も、バランスが大切です。

暴飲暴食はしない

健康な人でも食べすぎ、飲みすぎは胃腸の負担になります。調子がよいからといって、暴飲暴食はしないこと。体調を崩すきっかけになりかねません。

「バランス」が大切

バランスがよい食事とは、さまざまな栄養素を過不足なくとれる食事のことです。

主食に多く含まれる糖質は、腸に負担の少ないエネルギー源。主菜・副菜で、体の材料になるたんぱく質や体の調子を整えるビタミン、ミネラルがとれます。間食・デザートも上手に活用しましょう。

主菜 魚介類、肉類など

副菜 大豆・大豆製品、卵、野菜、海藻、いもなど

主食 ごはん、パン、麺類など

汁物 水分＋α

×3

この組み合わせを基本にすれば、自然とかたよりのない食事になる

乳製品

果物

「○○ばかり」を食べ続けることは避ける

乳酸菌やビフィズス菌を含んだ食品、たとえばヨーグルトや納豆や、快便につながる食物繊維を多く含む食品などは、一般的には「おなかによい」とされています。しかし、特定のものを集中的に食べ続けていると、必ずかたよりが生じます。ほどほどの利用はかまいませんが、大量にとることは避けましょう。

苦手なものは控える

食事制限は基本的には不要ですが、患者さんそれぞれに「これを食べると下痢しやすい」「おなかが張る感じがする」などというものがあれば、無理に食べることはありません。極端に辛いもの、極端に熱かったり冷たかったりするものも控えましょう。

普通の食事で悪化するなら治療が十分ではない

つらい症状を経験している患者さんは、症状が落ち着いてからも食事に対する不安が消えないことがあります。けれど、潰瘍性大腸炎の場合、食事に特別な注意は必要ありません。むしろ、普通に食べていくことが状態の安定につながります。

普通の食事では調子が悪くなるのなら、それは治療が不十分ということです。食事内容の見直しよりも、医師に治療内容を見直してもらうことが必要です。

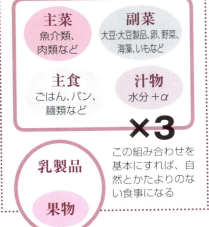

栄養療法は必要な時期だけでよい

栄養療法は副作用のない治療法ですが、生活上の大きな制限になるという面は否定できません。状態が落ち着いてきたら、徐々に普通の食事を増やしていきましょう。

基本的な考え方

成分栄養剤を使った栄養療法は、クローン病の寛解導入療法に有効です。状態が落ち着いてきたら、普通の食事もとれるようになります。

症状が激しいときは絶食のうえ経静脈栄養療法（→64 ページ）

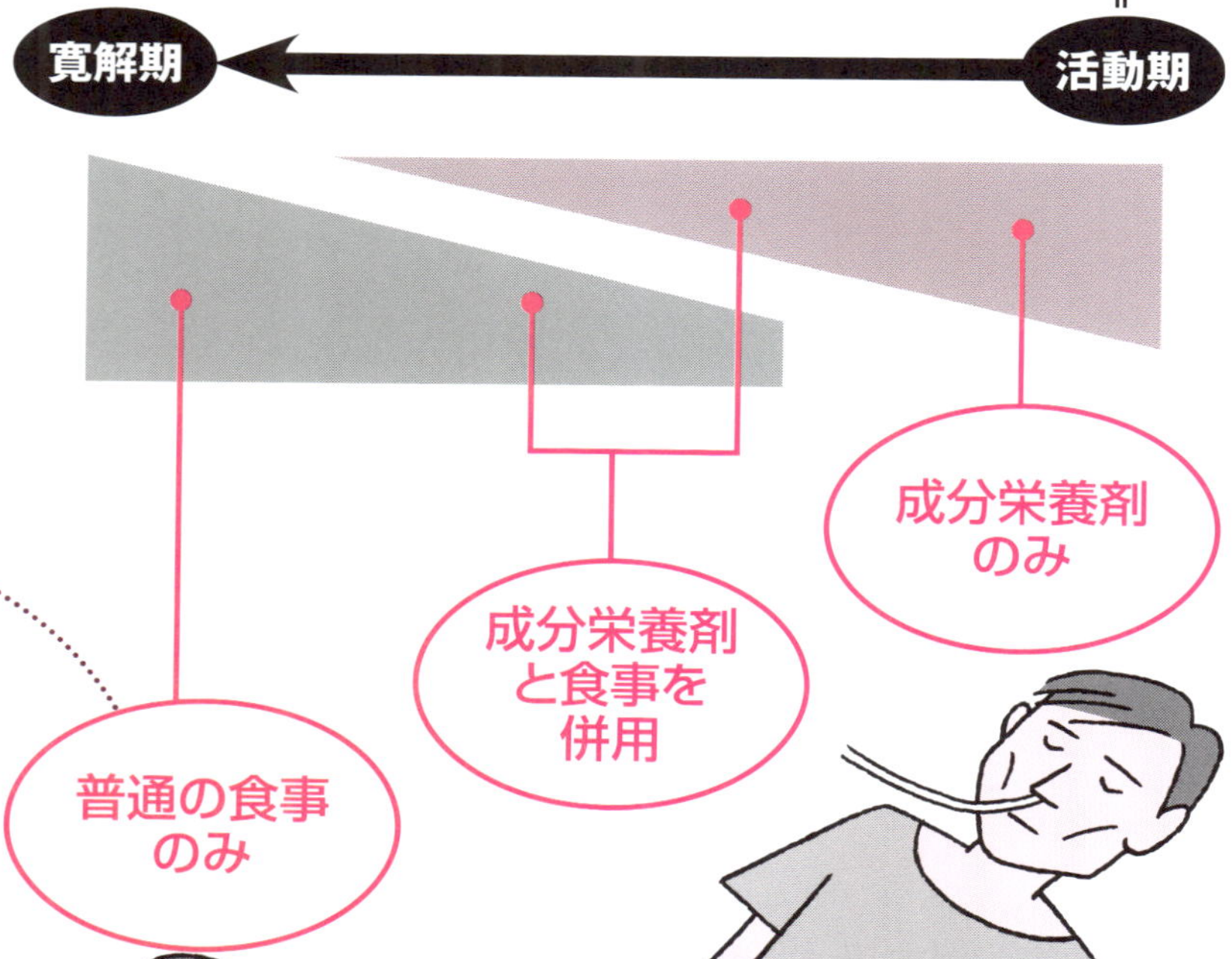

寛解期
活動期
成分栄養剤のみ
成分栄養剤と食事を併用
普通の食事のみ

口から飲むと下痢しやすい場合には、鼻にチューブを入れ、胃や腸にゆっくり注入する方法もある。自宅でも続けられる

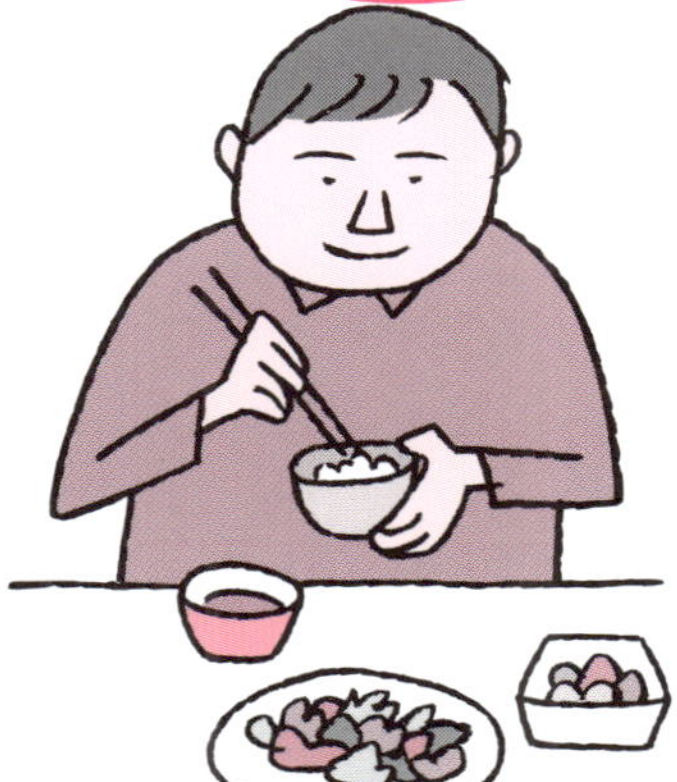

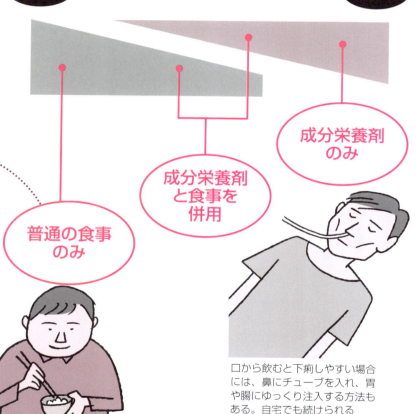

薬物療法は進歩している。治療薬の使用でよい状態が維持できていれば、栄養療法を継続する必要性は低い

寛解期の食事のポイント

腸の状態が落ち着いていれば、厳密な食事制限は必要ありません。脂肪は控えめに、たんぱく質やエネルギーは不足させないようにするのが基本です。

控えめにしたほうがよいもの

絶対に食べてはいけないものはとくにありませんが、消化不良を起こしやすい脂肪や、腸を刺激するものをたくさんとると調子が悪くなることがあります。

ただ、脂身の多い肉でも、ゆでたり、網焼きにしたりして脂肪分を落とせば問題なく食べられることもあります。

肉の脂身　バター

アルコール

香辛料　炭酸飲料

積極的にとりたいもの

傷ついた腸を修復したり、体力を低下させたりしないためには、低脂肪・高たんぱくの食材を上手に活用するとよいでしょう。

食材自体は低脂肪でも、揚げる、炒めるなどといった調理法は油脂の使用が増えますので、蒸したり、焼いたりするのがおすすめです。

豆腐

いわし

白身魚

ささみ

本当にやめても大丈夫?

寛解期であれば、薬物療法を続けているかぎり栄養療法をやめたからといって急激に症状が悪化することはありません。

状態が落ち着いてからも、1日の摂取エネルギーの30～50%を成分栄養剤（エレンタール®）でとることが寛解維持に有効との報告もあります。しかし、治療薬の進歩がいちじるしい今、必ずしも栄養療法を長期にわたって続ける必要はないとも考えられています。

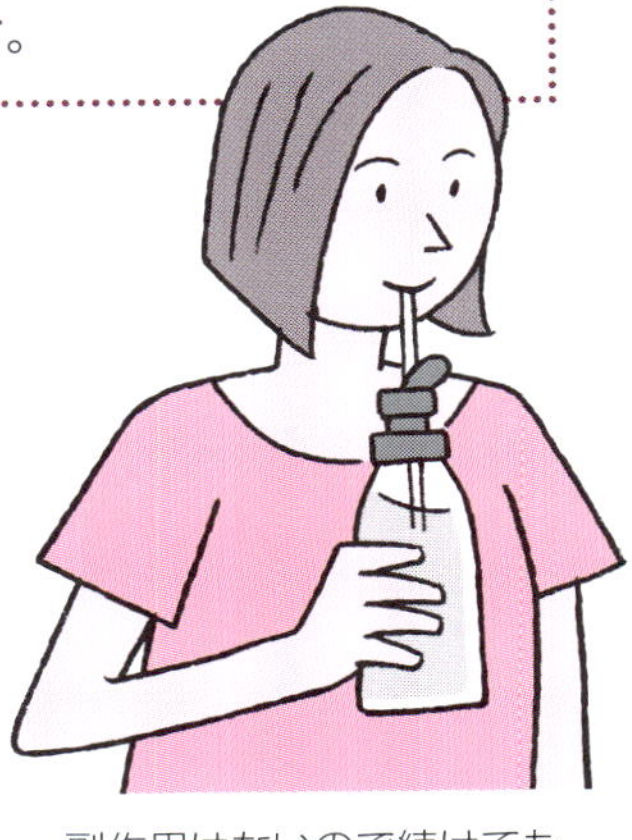

副作用はないので続けてもよい。1食分を成分栄養剤にするといった方法もある

脂肪こってりの食事は避けたほうがよい

クローン病の活動期には、低脂肪・低残渣《ていざんさ》（消化できない食物繊維などが少ない）・低刺激・高たんぱく・高カロリーの成分栄養剤を使い、腸管の安静をはかりつつ栄養状態を改善していくことが必要です。

炎症が抑制され、腸の状態が落ち着けば通常の食事に切り替えていきます。おいしいものを食べる喜び、親しい人と食卓を囲む楽しみを犠牲にしてまで栄養療法を続けるのは、むしろ問題も多いといえます。ただ、高脂肪の食事が続くと調子が悪くなる場合もありますので、脂肪のとりすぎには注意しましょう。

症状があるとき

下痢の回数が増えてきたら早めに受診する

下痢が続いている間の食事はふだんどおりとはいきません。また、落ち着いていた症状が再びひどくなってきた場合は、早めに受診し、原因を確かめておくことも必要です。

治療内容の見直しが必要なこともある

寛解導入を目指して治療している間、おなかの不調が続いているときは、無理せずゆっくり休み、薬の効果が出るのを待ちましょう。クローン病なら経腸栄養が必要な時期です。

落ち着いていた症状がまた出てきた場合、再燃の可能性があります。再燃時の症状も、発症時と同じで下痢のくり返しや腹痛で始まります。食べすぎや胃腸炎などで起きる一時的な症状かもしれませんが、再燃だとしたら適切な治療を受け、早めに状態を落ち着かせることが必要です。

再燃をくり返すなら、寛解維持療法の内容の見直しも必要です。

おなかの症状が現れたときの対処法

ちょっとしたおなかの不調は、必ずしも潰瘍性大腸炎やクローン病が原因とはかぎりません。しかし、だんだん強まるようなら治療内容の見直しが必要かもしれません。

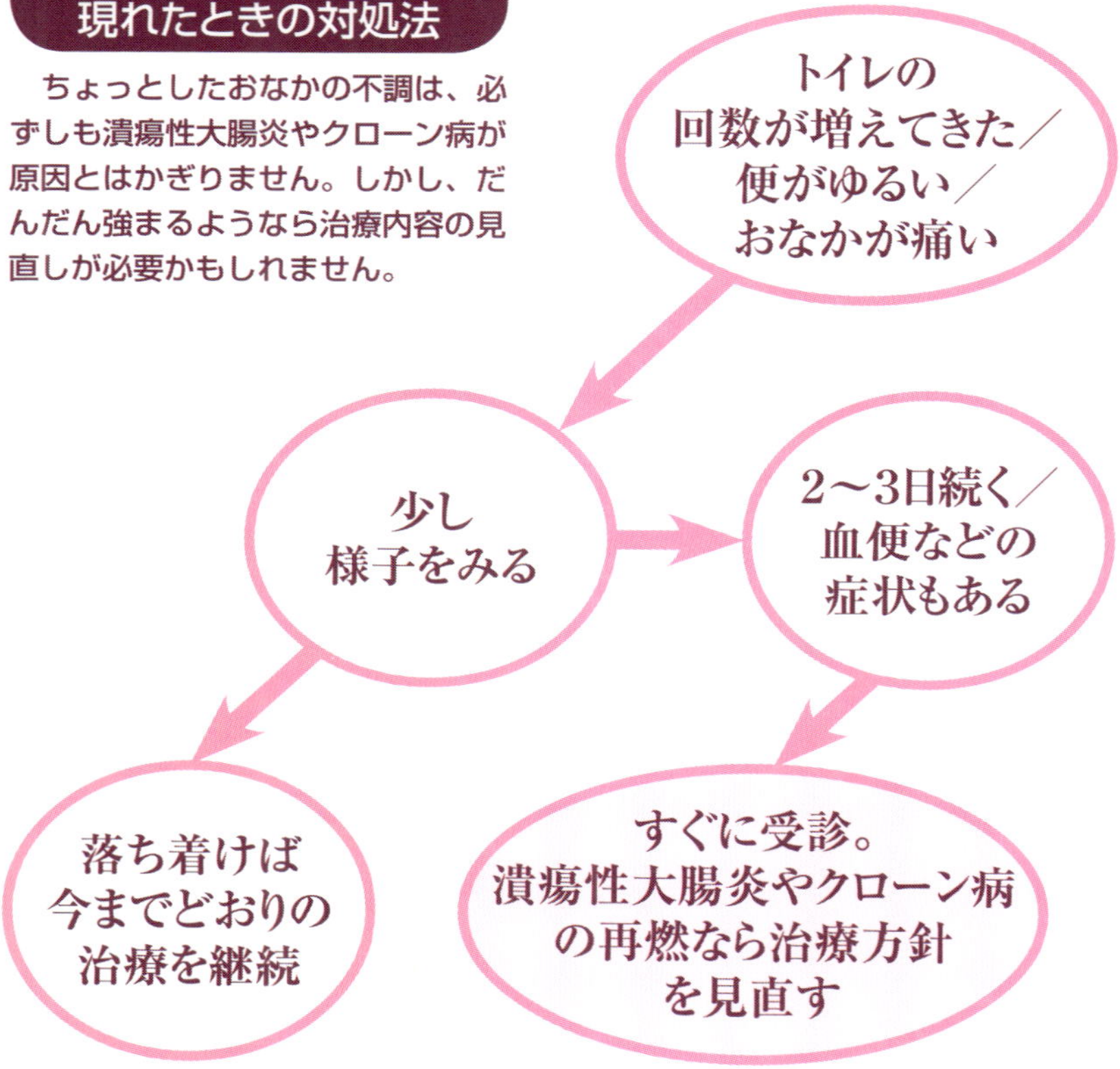

トイレの回数が増えてきた／便がゆるい／おなかが痛い
少し様子をみる
2〜3日続く／血便などの症状もある
落ち着けば今までどおりの治療を継続
すぐに受診。潰瘍性大腸炎やクローン病の再燃なら治療方針を見直す

ゆるめ、多めのときの過ごし方

激しい下痢が続いているようなら病院での治療が必要ですが、ちょっとしたおなかの不調は、生活のしかたで落ち着くこともあります。

クローン病で栄養療法を続けている人は、食べる量を減らして経腸栄養を増やすことでしのげることもあります。

ゆっくり休む

下痢が続いていると体力は消耗します。疲れがたまると回復も遅れがち。安静を心がけましょう。

唇の乾燥や目のくぼみ、尿量の減少などは脱水のサイン。温かいもので水分補給しながらゆっくり休もう

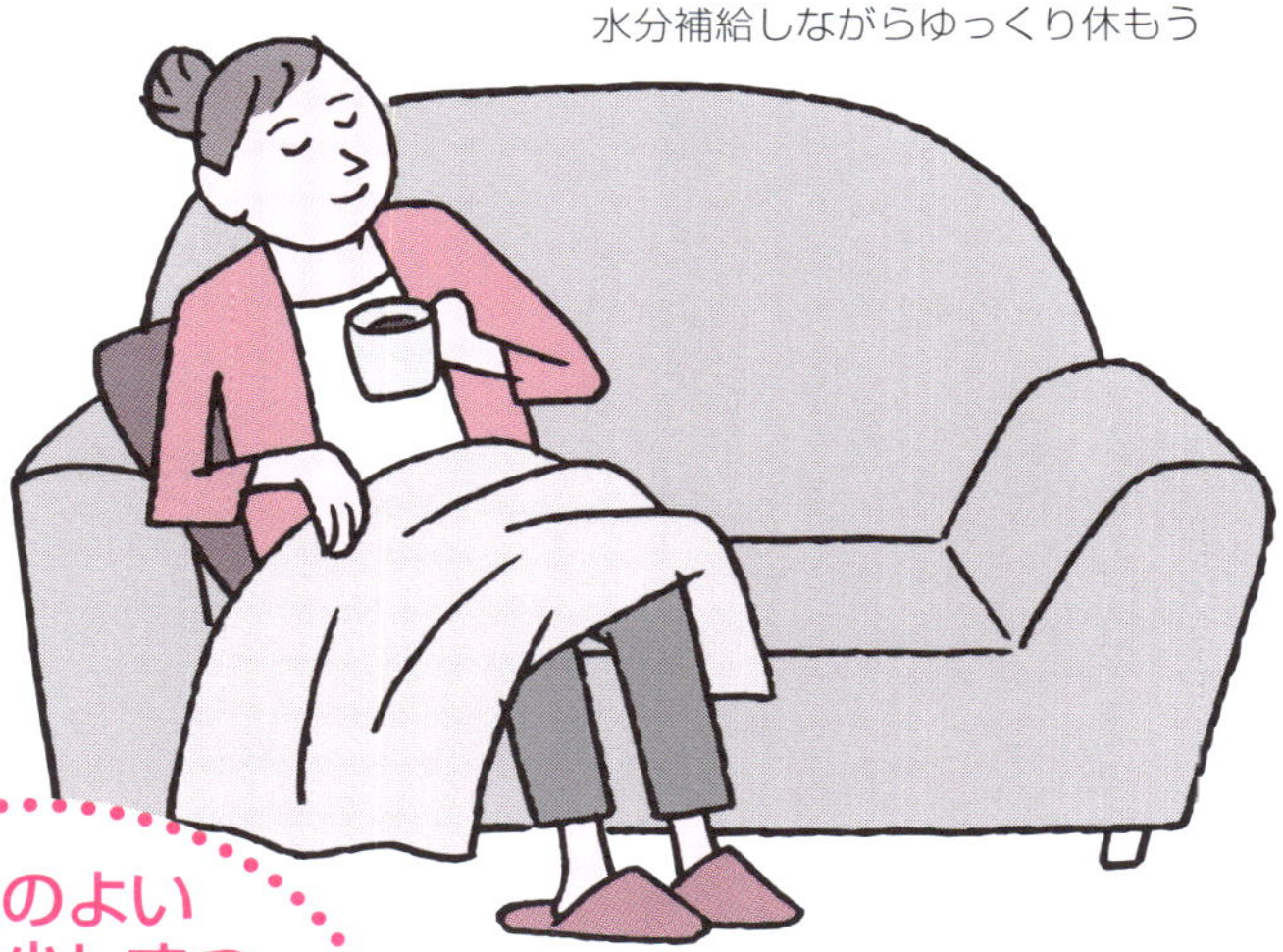

脱水を防ぐ

「水分をとると、また下痢をする」と水分摂取を控えがちですが、入る水分より出ていく水分のほうが多いと、体には大きな負担がかかります。塩分、カリウムなど、水分とともに失われる成分も一緒に補給することが必要です。

消化のよいものを少しずつ

様子をみながら、少しずつ形のあるものも口にしてみましょう。無理はせず、少しずつ、普通食に戻していきます。

症状が強いとき

- スポーツドリンク（経口補水液）
- 昆布茶
- 味噌汁など
- ジュース（りんごなど）
- おかゆ
- よく煮込んだ野菜スープ
- よく煮込んだうどん

落ち着いてきたら

冷たいものより温かいものを

冷たいものを勢いよく飲むと、消化管への刺激が強く、症状を強めてしまうことがあります。温かいものを一口ずつ、ゆっくり飲み込むようにします。

寛解期なら服薬による大きな影響はない

若い年齢で発症した患者さんは、無事に赤ちゃんが産めるかどうか心配している人も少なくないでしょう。案ずるより産むがやすしとはいいますが、備えておけばなお安心です。

妊娠中も治療は続ける

潰瘍性大腸炎やクローン病の治療は、妊娠中も継続するのが基本です。自己判断で薬を減らしたり、やめたりすることは避けてください。

病気の勢いが増す危険性と、薬が赤ちゃんに及ぼす影響をくらべれば、大半の治療薬は続けたほうがよいといえます。不安な点は、主治医に率直に相談してください。治療内容の見直しが必要なら、いっしょに考えてくれるはずです。

よくある不安・悩みの声

病気があるというだけで妊娠・出産は無理などということはありません。しかし、不安をもつ人も少なくないようです。

自分の病状が悪化するのでは？

寛解期なら妊娠が病状に悪影響を与えることはないが、活動期の場合、とくに潰瘍性大腸炎では病気の勢いが抑えにくくなるおそれがある

妊娠・出産はできる？

可能だが、病気の勢いが強い時期は月経不順になることがあり、妊娠しにくくなる可能性がある。病勢が強いと流産、早産のリスクが高まることも

治療薬が赤ちゃんに影響しないか？

潰瘍性大腸炎やクローン病で用いられる薬の大半は、妊娠中に使い続けても流産や早産、赤ちゃんの形態異常などの危険性を高めるおそれはなく、授乳も大きな問題はないとされている（左表参照）

赤ちゃんも同じ病気になる？

潰瘍性大腸炎やクローン病は、遺伝的な要因だけで発症する病気ではない。発症しない確率のほうがずっと高い

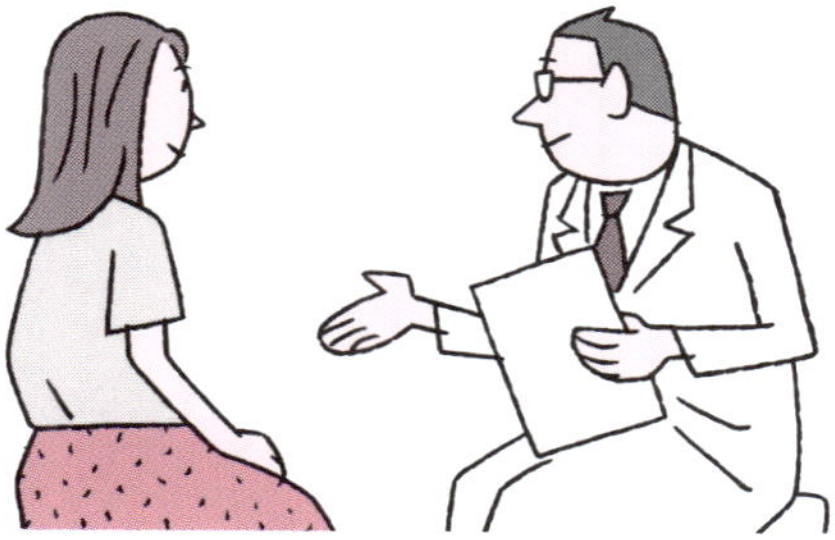

計画的に進めればより安心

赤ちゃんは授かりものではありますが、その日のために備えておけば、妊娠・出産時の不安も少なくてすみます。

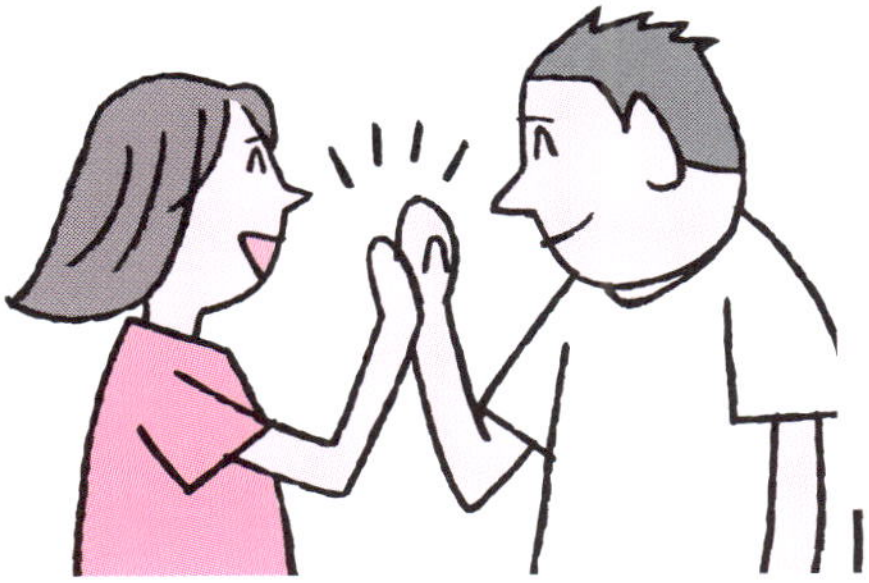

赤ちゃんを産みたい!

主治医に希望を伝えておく

まずは自分の病状を安定させる

病状が落ち着くまでは避妊を続けながら積極的に治療。寛解期に入ったら治療薬を見直したうえで、避妊をやめる

妊娠成立!

流産の危険性は一般的に約15%といわれる。妊娠初期は体調を崩しやすいので無理をしない

2つの診療科に通院

ふだんの受診先と産婦人科で経過をみる。異なる医療機関なら、診断・治療内容をそれぞれに伝える

出産

多くの場合、普通分娩が可能だが、肛門病変がある場合や手術を受けたことがある人は帝王切開をすすめられることも。消化器科、産婦人科双方の主治医と相談を

お母さんが使用する薬は基本的に母乳にも移行するが、赤ちゃんへの影響はあまり心配しなくてよいとされている

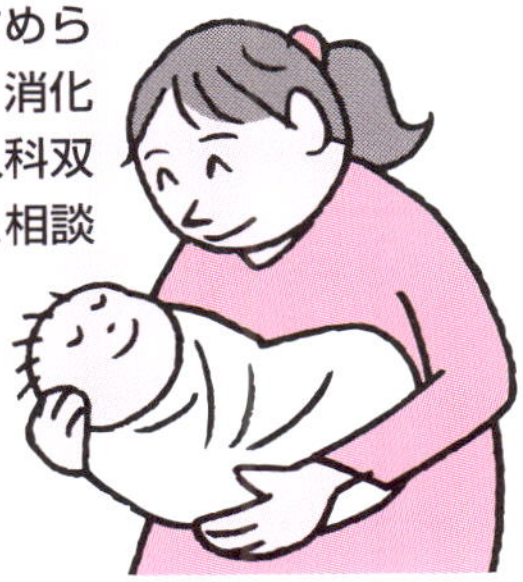

出産後

授乳に伴う睡眠不足が続いたり、慣れない育児のストレスが大きかったりすると、腸の状態を悪化させるおそれがある。周囲が協力し母親の負担を減らすことが必要

▼治療薬の影響

種類	製剤名	妊娠・授乳への影響
5-ASA製剤	ペンタサ®／アサコール®	妊娠中も授乳中も安全に使用できる
	サラゾピリン®	精子の運動能低下など、男性不妊をまねくが、ほかの薬に変更すれば2～3ヵ月でもとに戻る
ステロイド薬	プレドニン®など	近年の大規模研究では、安全とされている
免疫調節薬／免疫抑制薬	サンディミュン®、プログラフ®	妊娠中および授乳中の投与は許容される
	イムラン®	妊娠中および授乳中の投与は許容される
	ロイケリン®	妊娠中および授乳中の投与は許容される
抗TNF-α抗体製剤	レミケード®、ヒュミラ®	安全とされるが、妊娠中期から後期にかけて胎児に高濃度の成分が移行する。投与スケジュールの調整が必要なこともある

ステラーラ®、エンタイビオ®などの新薬はデータが乏しく影響は不明

COLUMN

大腸がんのリスクに備えよう

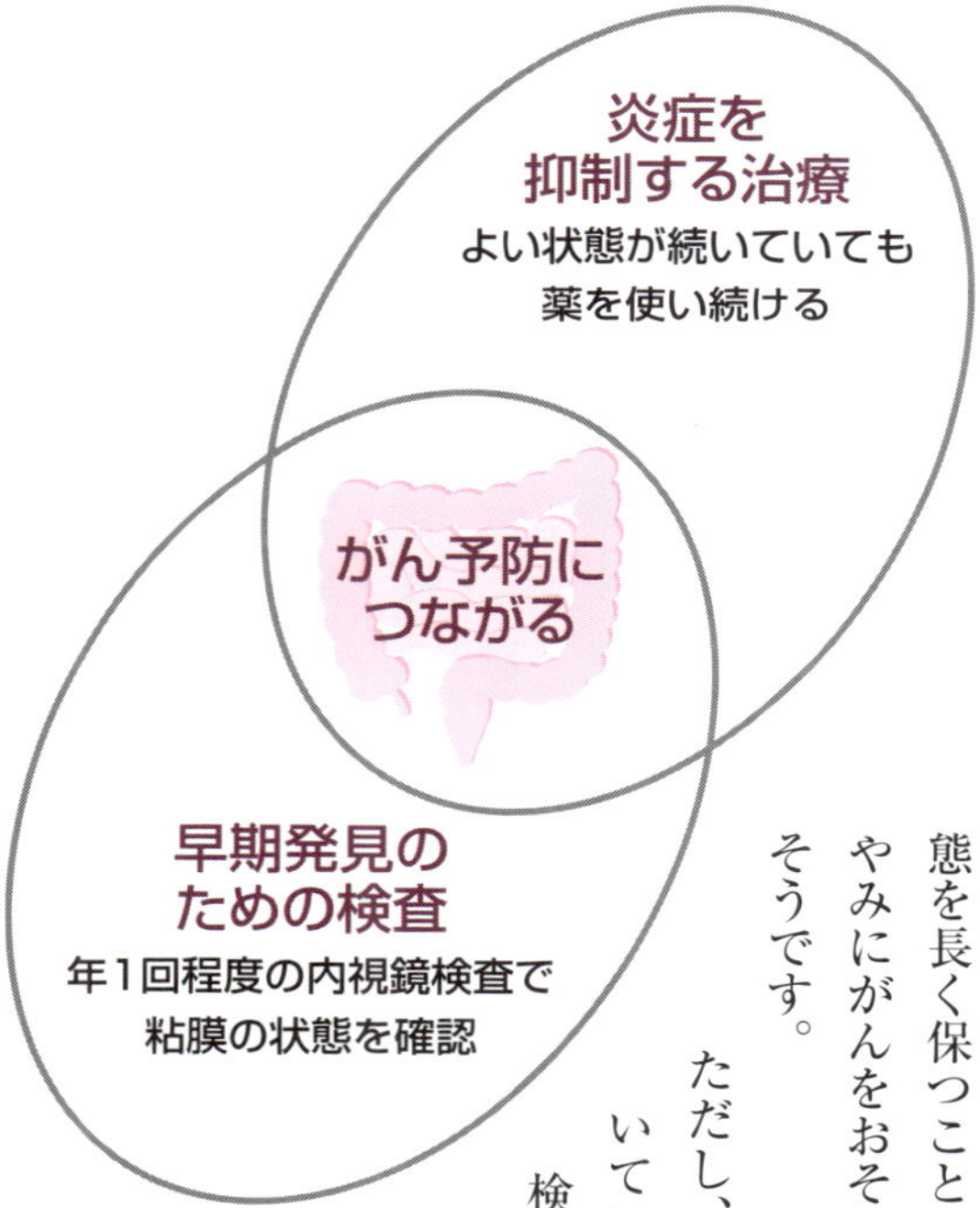
炎症を抑制する治療
よい状態が続いていても薬を使い続ける
がん予防につながる
早期発見のための検査
年1回程度の内視鏡検査で粘膜の状態を確認

炎症が抑えられないと危険性は高まる

潰瘍性大腸炎やクローン病は、寿命を縮めるような病気ではないのですが、健康な人とくらべると、いくぶん大腸がんを合併しやすいという点は知っておいたほうがよいでしょう。

潰瘍性大腸炎は、発症してから期間が長くなればなるほど、炎症が続いていればいるほど、大腸がんが発生する危険性が増していきます。クローン病は、大腸型と小腸大腸型では大腸がんのほか肛門がん、小腸型では小腸がんを合併する危険性が高くなります。

炎症が慢性化すると遺伝子変異が生じやすくなり、がん化のリスクが高まると考えられています。逆にいえば、炎症をきちんと抑制し続ければ、発がんの予防につながる可能性が高いということでもあります。

実際、潰瘍性大腸炎では、5-ASA製剤の継続的な使用はがん化を抑制する効果があると報告されています。炎症を抑え、よい状態を長く保つことができれば、むやみにがんをおそれる必要はなさそうです。

ただし、よい状態が続いていても定期的に検査を受け、早期発見に努めることは大切です。

健康ライブラリー イラスト版

新版《しんぱん》 潰《かい》瘍《よう》性《せい》大《だい》腸《ちょう》炎《えん》・クローン病《びょう》がよくわかる本《ほん》

2019年3月26日 第1刷発行
2022年11月4日 第4刷発行

監 修 渡辺 守（わたなべ・まもる）
発行者 鈴木章一
発行所 株式会社講談社
東京都文京区音羽二丁目12-21
郵便番号 112-8001
電話番号 編集 03-5395-3560
販売 03-5395-4415
業務 03-5395-3615
印刷所 凸版印刷株式会社
製本所 株式会社若林製本工場
N.D.C. 493 98p 21cm

KODANSHA

ISBN978-4-06-515096-2

■監修者プロフィール

渡辺 守（わたなべ・まもる）

1979年慶應義塾大学医学部卒業、ハーバード大学医学部研究員、慶應がんセンター診療部長を経て、2000年より東京医科歯科大学大学院医歯学総合研究科消化器病態学分野・消化器内科教授。2003年度、厚生労働省難治性疾患克服研究班「炎症性腸疾患の画期的治療法に関する臨床研究班」班長、2007～2013年度、厚生労働省「難治性炎症性腸管障害に関する調査研究班」班長、2014～2016年度、厚生労働省「独自の体外病態モデルによる難治性炎症性腸疾患の革新的治療薬開発に関する研究班（IBD基礎班）」班長。2012年より東京医科歯科大学医学部附属病院潰瘍性大腸炎・クローン病先端治療センター長。2017年より東京医科歯科大学理事・副学長。2019年より東京医科歯科大学高等研究院特別栄誉教授。日本炎症性腸疾患学会理事長。

■参考資料

厚生労働省「難治性炎症性腸管障害に関する調査研究」（鈴木班）『潰瘍性大腸炎・クローン病 診断基準・治療指針』（平成29年度分担研究報告書 別冊）

厚生労働省「難治性炎症性腸管障害に関する調査研究」（渡辺班）『クローン病診療ガイドライン』（平成23年度分担研究報告書 別冊）

日本消化器病学会編『患者さんと家族のためのクローン病ガイドブック』（南江堂）

吉村直樹著『患者数日本一の名医が教える潰瘍性大腸炎の本』（三雲社）

渡辺守「腸内細菌って何？ 腸と免疫の不思議な関係」（NHK「きょうの健康」2010年6月号）

東京医科歯科大学医学部附属病院 潰瘍性大腸炎・クローン病先端治療センターホームページ「対象疾患について」（http://www.tmd.ac.jp/med/acid/inflammatory_bowel_diseases/target.html）

平成30年度厚生労働科学研究費補助金 難治性疾患等政策研究事業「難治性炎症性腸管障害に関する調査研究」班ホームページ（http://ibdjapan.org/）

●編集協力 オフィス201 柳井亜紀
●カバーデザイン 松本 桂
●カバーイラスト 長谷川貴子
●本文デザイン 勝木デザイン
●本文イラスト 渡部淳士 千田和幸

講談社　健康ライブラリー　イラスト版

登校しぶり・不登校の子に親ができること

中学校教諭・特別支援教育士、上級教育カウンセラー
下島かほる　監修

「休みたい」が増え始めた。原因は？　いつまで続く？
不登校の始まりから再登校までの対応策を徹底解説！

ISBN978-4-06-517116-5

自傷・自殺のことがわかる本
自分を傷つけない生き方のレッスン

国立精神・神経医療研究センター精神保健研究所
松本俊彦　監修

「死にたい…」「消えたい…」の本当の意味は？
回復への道につながるスキルと適切な支援法！

ISBN978-4-06-259821-7

支援・指導のむずかしい子を支える魔法の言葉

特別支援教育ネット代表
小栗正幸　監修

話が通じない、聞く耳をもたない子の心に響く対話術。
暴言・暴力、いじめ、不登校……困った場面も乗り切れる！

ISBN978-4-06-259819-4

拒食症と過食症の治し方

大阪市立大学名誉教授
切池信夫　監修

始まりは拒食か過食か、経過や治り方はさまざま。
まずは五分間吐くのをがまん！　悪循環は断ち切れる。

ISBN978-4-06-259804-0

トラウマのことがわかる本
生きづらさを軽くするためにできること

こころとからだ・光の花クリニック院長
白川美也子　監修

つらい体験でできた「心の傷」が生活を脅かす。
トラウマの正体から心と体の整え方まで徹底解説！

ISBN978-4-06-516189-0

起立性調節障害（OD）
朝起きられない子どもの病気がわかる本

昭和大学保健管理センター所長・教授
田中大介　監修

やる気の問題？　学校に行きたくないから？
症状の見極め方から対処法までを徹底解説！

ISBN978-4-06-526021-0

講談社　健康ライブラリー　スペシャル

発達障害がよくわかる本

信州大学医学部子どものこころの発達医学教室教授
本田秀夫　監修

発達障害の定義や理解・対応のポイント、相談の仕方、
家庭と学校でできることを、基礎から解説。

ISBN978-4-06-512941-8

自閉症スペクトラムの子のソーシャルスキルを育てる本　幼児・小学生編

本田秀夫、日戸由刈　監修

幼児や小学生の時期に必要な基本中の基本スキルを紹介。
子どもの特性に配慮し、生活のなかで無理なく身につけよう。

ISBN978-4-06-259853-8